Berichte aus der Psychologie

Mervin Smucker • Konrad Reschke • Betty Kögel

Imagery Rescripting & Reprocessing Therapy

Behandlungsmanual für Typ I Trauma

Shaker Verlag
Aachen 2008

Bibliografische Information der Deutschen Nationalbibliothek
Die Deutsche Nationalbibliothek verzeichnet diese Publikation in der Deutschen Nationalbibliografie; detaillierte bibliografische Daten sind im Internet über http://dnb.d-nb.de abrufbar.

Printed in Germany.

ISBN 978-3-8322-7093-3
ISSN 0945-0971

Shaker Verlag GmbH • Postfach 101818 • 52018 Aachen
Telefon: 02407 / 95 96 - 0 • Telefax: 02407 / 95 96 - 9
Internet: www.shaker.de • E-Mail: info@shaker.de

"One picture is worth ten thousand words."

Altes chinesisches Sprichwort

„Memory is everything. Once flexibility is introduced, the traumatic memory starts losing its power over current experience. By imagining these alternate scenarios many patients are able to soften the intrusive power of the original, unmitigated horror."

Van der Kolk & Van der Hart (1991, S.450)

Inhaltsverzeichnis

Vorwort

Mervin Smucker ist einer der führenden Vertreter der modernen kognitiv-behavioralen Traumatherapie in den USA. Inzwischen können Fachleute seine Seminare auch in Europa besuchen und die zusammen mit Dancu entwickelte Methode der Traumatherapie mit dem Namen **„Imagery Rescripting and Reprocessing“** erleben, studieren und erlernen. Im deutschsprachigen Bereich gibt es erst wenige Bücher und Veröffentlichungen zu dieser Traumatherapie-technik. Die Anwendungserfahrungen mit der Methode sind darüber hinaus nun angewachsen und auch für Traumaerfahrungen und -behandlungen von Menschen, die ein Typ I-Trauma erfahren haben, vorhanden.

Das Buch vermittelt deshalb erstmals sowohl die anwendungsorientierten Grundlagen dieser neuen integrativen Traumatherapie, die zwar speziell für Patienten mit Kindheitstraumen entwickelt wurde, aber auch für Typ I-Traumabehandlungen modifiziert werden kann.

Die Methode **„Imagery Rescripting and Reprocessing“** ist ein kognitiv-behaviorales Verfahren basierend auf der Imagination und der Kognitiven Umstrukturierung. Des weiteren beinhaltet die Technik Elemente der Exposition in sensu und der imaginativ-ressourcenorientierten Arbeit (KIT) mit traumatisierten Menschen.

Die Elemente der Therapie werden dargestellt und Hinweise zur abgewandelten Anwendung bei Typ I-Trauma aufgezeigt. Fallbeispiele demonstrieren die Arbeitsweise des ersten Autors.

Die Methode ist für die Traumatherapie insgesamt sehr geeignet und kann zur Traumasynthese- bzw. Traumabearbeitung sowohl im Kontext der Verhaltenstherapie als auch im tiefenpsychologischen Setting eingebunden werden.

Wir danken an dieser Stelle dem Erstautor für seine unermüdliche Bereitschaft aktiv zur Erforschung und Weiterverbreitung der Technik auch im deutschsprachigen Raum beizutragen. Das Buch soll dazu einen weiteren kleinen Beitrag darstellen.

Konrad Reschke

Einleitung

Die Forschung im Bereich der Psychotraumatologie konzentrierte sich in ihren Anfängen fast ausschließlich auf Kriegstraumata. Im Verlauf der vergangenen Jahrzehnte hat sich dieses Forschungs- und Arbeitsfeld sukzessive ausgeweitet und beinhaltet mittlerweile Kenntnisse und Angebote für die Opfer von sexueller oder körperlicher Gewalt, kriminellen Übergriffen, Terrorismus und Kriegen, Unfällen, Industrie- oder Naturkatastrophen u. a. m. Es wurden zahlreiche Traumatherapieansätze entwickelt und evaluiert, die zum Teil sehr spezifisch auf die Bedürfnisse der Opfer bestimmter Traumata abgestimmt sind.

Ein weitverbreiteter Behandlungsansatz für die an der Posttraumatischen Belastungsstörung (PTBS) erkrankten Traumaopfer ist die verlängerte Exposition (*prolonged exposure*) aus dem Bereich der kognitiv-behavioralen Psychotherapien. Bei dieser erlebt der Patient* das traumatische Geschehen so lange wieder, bis eine Habituation einsetzt und die PTBS-Symptomatik abklingt. Obwohl viele Traumapatienten die verlängerte Exposition als hilfreich erleben und Studien ihre Wirksamkeit bestätigen, gibt es immer wieder Patienten, die von dieser Behandlungsform nicht profitieren und für die alternative Behandlungsmöglichkeiten gesucht werden müssen (Grunert, Smucker, Weis & Rusch, 2003; Smucker, Grunert & Weis, 2003).

So stellen Smucker und Dancu (1999) mit der Imagery Rescripting and Reprocessing Therapy (IRRT) eine Traumatherapie vor, die speziell für die Behandlung von Überlebenden sexuellen Missbrauchs in der Kindheit (Typ II-Trauma) entwickelt wurde, deren dominierende Gefühle Ohnmacht und Hilflosigkeit sind und bei denen mittels verlängerter Exposition keine Besserung erzielt werden konnte. Die IRRT nutzt ebenfalls die verlängerte Exposition, fügt aber als zusätzliches Element eine auf Imagination basierende kognitive Umstrukturierungsintervention hinzu. Darunter wird eine imaginative Veränderung der traumatischen Erlebnisinhalte verstanden, indem der Patient Bilder von Bewältigung, Stärke und Selbstfürsorge entwickelt. Diese Veränderung der Bilder und Vorstellungen von dem traumatischen Erlebnis kann zu einer

* In dieser Arbeit wird der Lesbarkeit und Kürze halber das grammatikalisch männliche Geschlecht für Personenbezeichnungen verwendet. Diese Bezeichnungen sind als Begriffe zu verstehen, die ausdrücklich die entsprechenden weiblichen Personen mit einschließen.

Modifizierung der dysfunktionalen traumagenerierten Schemata des Patienten und damit letztendlich zu einer Besserung der PTBS-Symptomatik führen.

Mittlerweile beschränkt sich der Einsatz von IRRT nicht mehr nur auf die Behandlung von Überlebenden sexuellen Missbrauchs in der Kindheit, sondern konnte u. a. von Smucker und Kollegen auch bei den Opfern verschiedener anderer Traumata erfolgreich angewandt werden, z. B. bei der Behandlung von Opfern von Verkehrsunfällen, Arbeitsunfällen, Handverletzungen, einmaligen Gewalttaten im Erwachsenenalter und anderen Typ I-Traumata (Grunert, Smucker, Weis & Rusch, 2003; Smucker, Grunert & Weis, 2003). Diese Erweiterung des Anwendungsbereiches macht die Überarbeitung des IRRT-Therapiemanuals dringend notwendig, da das bisher zur Verfügung stehende Manual (Smucker & Dancu, 1999; Vetter & Smucker, 1997) speziell auf die Behandlung von Typ II-Traumapatienten abgestimmt wurde. Im Rahmen des vorliegenden Buches soll diese Überführung vom Typ II- zum Typ I-Traumatherapeutikum realisiert und ein deutschsprachiges IRRT-Manual für die Behandlung von Typ I-Traumapatienten vorgestellt werden.

Der erste Teil enthält einen allgemeinen Überblick über Trauma und die PTBS. Es werden Richtlinien und verschiedene Ansätze zur Psychotherapie der PTBS mit Schwerpunkt auf den kognitiv-behavioralen Verfahren dargestellt. Im zweiten Teil wird zunächst die Imagery Rescripting and Reprocessing Therapy ausführlich beschrieben. Anschließend erfolgt die Adaption der IRRT vom Typ II- zum Typ I-Traumatherapeutikum und die Darstellung des konkreten Vorgehens innerhalb der einzelnen IRRT-Sitzungen. Im Anhang wird die IRRT an zwei Fallbeispielen verdeutlicht und es werden ausgewählte diagnostische Verfahren sowie Dokumentations- und Evaluationsbögen aufgeführt.

Teil I – Psychotherapie der Posttraumatischen Belastungsstörung

1 Allgemeine Grundlagen zu Trauma und PTBS

1.1 Definition Trauma

Ein Trauma ist ein belastendes Ereignis oder eine Situation, die außerhalb der üblichen menschlichen Erfahrung liegt, in der eine außergewöhnliche Belastung besteht oder die katastrophenartigen Ausmaßes ist und welche bei jedem eine tiefe Verstörung hervorrufen würde. Sie kann kurz oder lang anhaltend sein sowie singulär oder mehrfach auftreten. Kennzeichen des traumatischen Ereignisses ist, dass eine akute Gefährdung bzw. Bedrohung des Lebens oder der Gesundheit der eigenen Person oder anderer Personen besteht (Lamprecht, 2000a). Beispiele für solche Situationen sind sexueller oder körperlicher Missbrauch, Vergewaltigung, häusliche Gewalttätigkeit, kriminelle Übergriffe, Terrorismus, Krieg, Internierung in Konzentrationslagern, Unfälle und Industrie- oder Naturkatastrophen.

Es wird zwischen Typ I- und Typ II-Trauma unterschieden. Unter Typ I-Traumata versteht man unerwartete, isolierte traumatische Ereignisse, die eine begrenzte Zeit andauern. Dazu zählen beispielsweise eine einmalige Vergewaltigung, Naturkatastrophen und Auto- oder Arbeitsunfälle. Vorherrschende Gefühle im Erleben des traumatischen Ereignisses sind Angst, Ohnmacht und Hilflosigkeit. Typ II-Traumata sind dagegen länger andauernd und enthalten in der Regel eine Serie von wiederholten traumatischen Ereignissen. Beispiele sind andauernder sexueller oder körperlicher Missbrauch in der Kindheit oder regelmäßige Gewalt gegenüber einem Partner in einer Partnerschaft. Typ II-Traumata führen häufiger zu einer komplexen negativen Verformung der Selbst- und Weltschemata, d. h. der Sicht auf sich selbst und auf andere, und sind mit intensiven Gefühlen wie Scham, Schuld, Wertlosigkeit, Hilflosigkeit und Hoffnungslosigkeit verbunden. Die Folgen von Typ II-Traumata sind im Gegensatz zu denen von Typ I-Traumata oft schwerwiegender und der Erholungsprozess ist langwieriger.

1.2 Epidemiologie

Der Prozentsatz erlebter Traumata variiert in Abhängigkeit von der untersuchten Bevölkerungsgruppe. Wichtige Differenzierungsmerkmale sind u. a. das Alter der untersuchten Gruppe, das Geschlecht (z. B. werden Frauen häufiger Opfer von sexuellen Übergriffen, Männer von Kampfhandlungen), der Lebensraum (z. B. Stadt- oder Landbevölkerung), die Zugehörigkeit zu bestimmten Risikoberufsgruppen (z. B. Feuerwehrleute, Polizisten im Außendienst oder Notfallärzte), die kulturelle Zugehörigkeit und generationsspezifische Erlebnisse, beispielsweise Kriege oder Naturkatastrophen (Resick, 2003). Die Art des erlebten Traumas hat wiederum Einfluss auf die Häufigkeit der Ausbildung einer Posttraumatischen Belastungsstörung (PTBS). Nach Vergewaltigungen bestehen ca. 50% Prävalenz, nach anderen Gewaltverbrechen ca. 25%, bei Kriegs- und Vertreibungsopfern ca. 50%, bei Verkehrsunfallopfern ca. 15% und bei schweren Organerkrankungen (z. B. Herzinfarkt, Malignome) ebenfalls ca. 15%. Die Lebenszeitprävalenz für PTBS in der Allgemeinbevölkerung schwankt in den einzelnen Untersuchungen zwischen 0,6% in Island und 9,2% in den USA. Für die BRD werden Werte zwischen 2% und 7% angegeben (Lamprecht, 2000a; Siol, Flatten & Wöller, 2004).

1.3 Ätiologie

Das vielleicht wichtigste Merkmal eines Traumas ist, dass es die Ressourcen der Person, sowohl bezogen auf die Wahrnehmung über die Sinneskanäle, als auch auf die Verarbeitung und Integration des Erlebnisses, überfordert. Wenn es der betroffenen Person nicht gelingt, die Erlebnisse und Erfahrungen mit den zugehörigen Kognitionen, Wahrnehmungen und Gefühlen zu integrieren und in die Lebensgeschichte einzuordnen, kann sich als Folge des Traumas eine Posttraumatische Belastungsstörung entwickeln. Darunter wird ein typisches Zustandsbild verstanden, welches Veränderungen im kognitiven, emotionalen, physiologischen und verhaltensmäßigen Bereich umfasst (Ehlert & Maercker, 2001). Lamprecht (2000a) betont, dass die PTBS nur eine mögliche Folgestörung nach traumatischen Erlebnissen ist.

Ob jemand eine PTBS entwickelt und wie stark diese ausgeprägt ist, hängt von verschiedenen Schutz- und Risikofaktoren ab, wobei letztere u. a. in der Lebens- bzw. Krankheitsgeschichte der Person, in den Merkmalen des traumatischen Ereignisses und der unmittelbaren Reaktion der Person auf das Ereignis zu suchen sind. In der untenstehenden **Tabelle 1.1** sind die wichtigsten Risikobereiche und eine Auswahl konkreter Faktoren aufgeführt. Diese Risikofaktoren sollen als Variablen verstanden werden, die die Interpretation des Traumas und seiner Konsequenzen, die Art des Traumagedächtnisses und die Wahl der Strategien zum Umgang mit der wahrgenommenen Bedrohung und den Symptomen beeinflussen. Sie sind weder notwendige noch hinreichende Bedingungen für die Entstehung einer PTBS nach traumatischen Erlebnissen, sondern erhöhen lediglich das Risiko bzw. die Vulnerabilität für die Entstehung einer Posttraumatischen Belastungsstörung (Ehlers, 1999).

Tabelle 1.1: Risikofaktoren für PTBS (modifiziert nach Taylor, 2006)

Risikobereich	**Risikofaktoren**
Lebensgeschichte der betroffenen Person	- Psychiatrische Vorgeschichte in der Familie - Instabile Familie - Geringe Intelligenz - Eigene Geschichte mit vorhergehenden traumatischen Erlebnissen bzw. PTBS - Vorliegende Persönlichkeitsstörung
Merkmale des traumatischen Ereignisses	Schweregrad des Traumas – das Risiko, eine PTBS zu entwickeln, ist z. B. erhöht, - wenn Kinder betroffen sind, - jemand zu Tode kam oder - wenn das Trauma menschlich verursacht ist (z. B. Folter, sexueller Missbrauch im Gegensatz zu Unfällen oder Naturkatastrophen)
Reaktion und Zustand während der traumatischen Situation	- Furchtabhängige psychische Reaktionen während bzw. direkt nach dem Trauma (z. B. Dissoziation, extreme Angst, Schock) - Geschwächter körperlicher Zustand (z. B. Erschöpfung) - Organische Beeinträchtigung (z. B. bei älteren Menschen)
Lebensumfeld	- Kritische Lebensereignisse - Wenig soziale Unterstützung nach dem traumatischen Erlebnis

Taylor (2006) postuliert, dass Traumata nicht in „PTBS auslösende“ vs. „nicht PTBS auslösende“ Ereignisse eingeteilt werden können, sondern dass diese auf einem Kontinuum angesiedelt sind. Ereignisse in der Vorgeschichte der betroffenen Person haben dabei den geringsten Einfluss auf die Ausbildung einer PTBS. Die Peritraumatische Dissoziation, nach Resick (2003) das Erleben von Unwirklichkeit während des traumatischen Geschehens, ist dagegen ein wichtiger Risikofaktor für die spätere Ausbildung einer PTBS (Lamprecht, 2000a). Zur differentiellen Auswirkung traumatischer Erfahrungen schlägt Maercker (1997) das folgende Modell (**Abbildung 1.1**) vor, welches verschiedene psychosoziale Einflussfaktoren einbezieht, die bei der Entstehung einer PTBS eine Rolle spielen können.

Es wird davon ausgegangen, dass die PTBS nicht durch die traumatischen Ereignisse selbst verursacht wird, sondern durch die inadäquate emotionale Verarbeitung der traumatischen Erlebnisse (Smucker & Niederee, 1995). Möglicherweise wird das unmittelbare Wahrnehmen und Verarbeiten des Geschehens und der damit verbundenen Gefühle durch die peritraumatische Dissoziation verhindert. Ebenfalls in hohem Maße scheint das Ausmaß des Sich-Aufgebens bzw. des Gefühls von Hilflosigkeit und Ausgeliefertsein in der traumatischen Situation zur Entstehung von PTBS beizutragen (Resick, 2003).

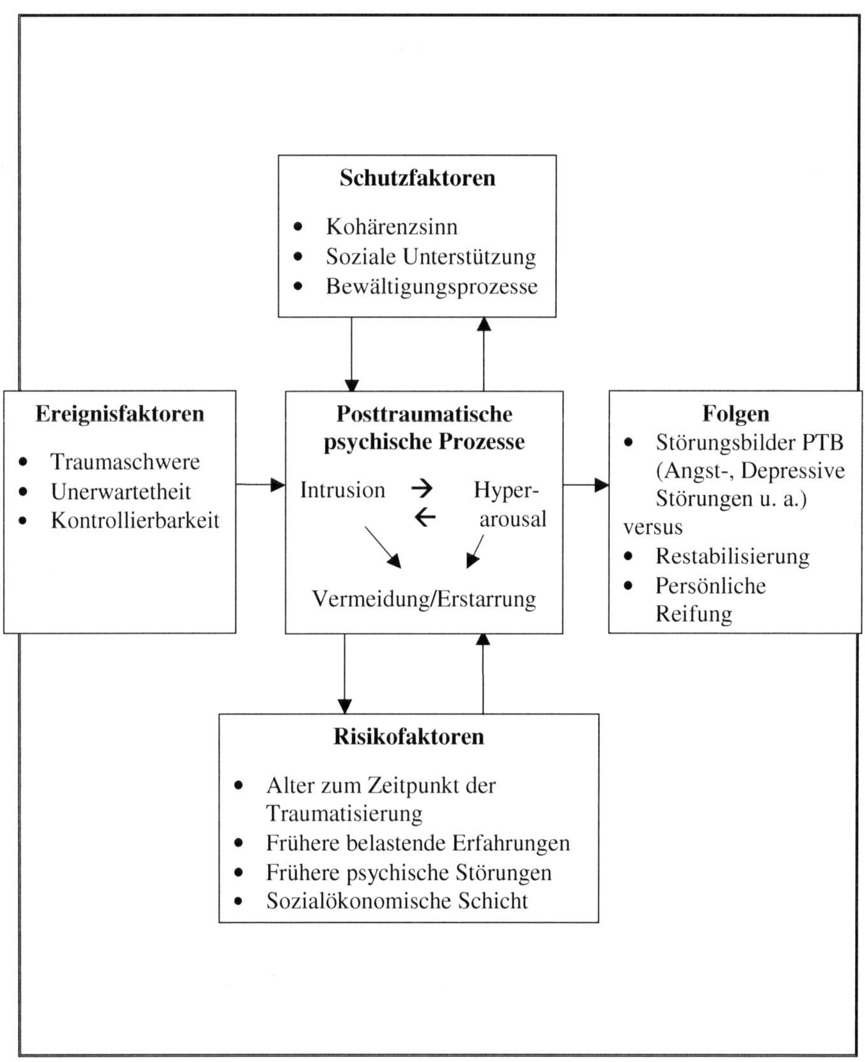

Abbildung 1.1: Rahmenmodell der Ätiologie von Traumafolgen (nach Maercker, 1997, S.34)

1.4 Klassifikation der PTBS

Eine ausführliche Beschreibung der Kriterien für die Diagnostik einer Posttraumatischen Belastungsstörung findet sich sowohl im *Diagnostic and Statistic Manual-IV-TR* (DSM-IV-TR, Nr. 309.81; American Psychiatric Association, APA, 2003) als auch im *International Classification of Diseases 10* (ICD-10, F43.1; Weltgesundheitsorganisation, WHO, 2005). Beide Klassifikationssysteme verwenden unterschiedliche Begrifflichkeiten und die DSM-IV-TR-Kriterien sind strenger gefasst. In den folgenden **Tabellen 1.2 und 1.3** werden die diagnostischen Leitlinien für PTBS nach DSM-IV-TR und ICD-10 im Überblick dargestellt.

Tabelle 1.2: Diagnostische Leitlinien der PTBS nach DSM-IV-TR (APA, 2003)

Kriterium A

Die Person wurde mit einem traumatischen Ereignis konfrontiert, bei dem die folgenden Kriterien vorhanden waren:

(1) Die Person erlebte, beobachtete oder war mit einem oder mehreren Ereignissen konfrontiert, die tatsächlichen oder drohenden Tod oder ernsthafte Verletzung oder eine Gefahr der körperlichen Unversehrtheit der eigenen Person oder anderer Personen beinhalteten

(2) Die Reaktion der Person umfasste intensive Furcht, Hilflosigkeit oder Entsetzen

Kriterium B

Das traumatische Ereignis wird beharrlich auf mindestens eine der folgenden Weisen wiedererlebt:

(1) Wiederkehrende und eindringliche belastende Erinnerungen an das Ereignis, die Bilder, Gedanken oder Wahrnehmungen umfassen können

(2) Wiederkehrende, belastende Träume von dem Ereignis

(3) Handeln oder Fühlen, als ob das traumatische Ereignis wiederkehrt (beinhaltet das Gefühl, das Ereignis wiederzuerleben, Illusionen, Halluzinationen und dissoziative Flashback-Episoden, einschließlich solcher, die beim Aufwachen oder bei Intoxikationen auftreten)

(4) Intensive psychische Belastung bei der Konfrontation mit internalen oder externalen Hinweisreizen, die einen Aspekt des traumatischen Ereignisses symbolisieren oder an Aspekte desselben erinnern

(5) Körperliche Reaktionen bei der Konfrontation mit internalen oder externalen Hinweisreizen, die einen Aspekt des traumatischen Ereignisses symbolisieren oder an Aspekte desselben erinnern

Kriterium C

Anhaltende Vermeidung von Reizen, die mit dem Trauma verbunden sind oder eine Abflachung der allgemeinen Reagibilität (vor dem Trauma nicht vorhanden)

Mindestens drei der folgenden Symptome liegen vor:

(1) Bewusstes Vermeiden von Gedanken, Gefühlen oder Gesprächen, die mit dem Trauma in Verbindung stehen

(2) Bewusstes Vermeiden von Aktivitäten, Orten oder Menschen, die Erinnerungen an das Trauma wachrufen

(3) Unfähigkeit, einen wichtigen Aspekt des Traumas zu erinnern

(4) Deutlich vermindertes Interesse oder verminderte Teilnahme an wichtigen Aktivitäten

(5) Gefühl der Losgelöstheit oder Entfremdung von anderen

(6) Eingeschränkte Bandbreite des Affekts (z.B. Unfähigkeit, zärtliche Gefühle zu empfinden)

(7) Gefühl einer eingeschränkten Zukunft (z.B. Betroffener erwartet nicht, Karriere, Ehe, Kinder oder normal langes Leben zu haben)

Kriterium D

Anhaltende Symptome erhöhten Arousals (vor dem Trauma nicht vorhanden)

Mindestens zwei der folgenden Symptome liegen vor:

(1) Schwierigkeiten ein- oder durchzuschlafen

(2) Reizbarkeit oder Wutausbrüche

(3) Konzentrationsschwierigkeiten

(4) Übermäßige Wachsamkeit (Hypervigilanz)

(5) Übertriebene Schreckreaktion

Kriterium E

Das Störungsbild (Symptome unter Kriterium B, C und D) dauert länger als 1 Monat.

Kriterium F

Das Störungsbild verursacht in klinisch bedeutsamer Weise Leiden oder Beeinträchtigungen in sozialen, beruflichen oder anderen wichtigen Funktionsbereichen.

Bestimme, ob: **Akut:** wenn die Symptome weniger als 3 Monate andauern
Chronisch: wenn die Symptome mehr als 3 Monate andauern

Bestimme, ob: **Mit verzögertem Beginn:** wenn der Beginn der Symptome mindestens 6 Monate nach dem Belastungsfaktor liegt

Tabelle 1.3: Diagnostische Kriterien der PTBS gemäß ICD-10 (WHO, 2005)

Kriterium A

Die Betroffenen sind einem kurz oder lang andauernden Ereignis oder Geschehen von außergewöhnlicher Bedrohung oder mit katastrophalem Ausmaß ausgesetzt, das nahezu bei jedem tief greifende Verzweiflung auslösen würde

Kriterium B

Anhaltende Erinnerungen oder Wiedererleben der Belastung durch aufdringliche Nachhallerinnerungen (Flashbacks), lebendige Erinnerungen, sich wiederholende Träume oder innere Bedrängnis in Situationen, die der Belastung ähneln oder mit ihr in Zusammenhang stehen

Kriterium C

Umstände, die der Belastung ähneln oder mit ihr im Zusammenhang stehen, werden tatsächlich oder möglichst vermieden. Dieses Verhalten bestand nicht vor dem belastenden Erlebnis

Kriterium D

Entweder 1. oder 2.

1. Teilweise oder vollständige Unfähigkeit, einige wichtige Aspekte der Belastung zu erinnern
2. Anhaltende Symptome einer erhöhten psychischen Sensitivität und Erregung (nicht vorhanden vor der Belastung) mit zwei der folgenden Merkmale:
    a. Ein- und Durchschlafstörungen
    b. Reizbarkeit oder Wutausbrüche
    c. Konzentrationsschwierigkeiten
    d. Hypervigilanz
    e. erhöhte Schreckhaftigkeit

Kriterium E

Die Kriterien B, C und D. treten innerhalb von sechs Monaten nach dem Belastungsereignis oder nach Ende einer Belastungsperiode auf (In einigen speziellen Fällen kann ein späterer Beginn berücksichtigt werden, dies sollte aber gesondert angegeben werden)

Eine PTBS liegt dann vor, wenn Symptome aus jedem der drei Hauptsymptombereiche Wiedererleben/Intrusion, Vermeidung/Numbing und Übererregung/Hyperarousal diagnostiziert werden können. Intrusionen, sogenannte Flashbacks oder Nachhallerinnerungen, sind in der Regel die auffälligsten Symptome. Dieses Wiedererinnern kann visuelle, auditive, olfaktorische und taktile Bestandteile des traumatischen Geschehens umfassen und ist häufig mit überscharfen Vorstellungsbildern und starken Gefühlen verbunden. Intrusionen treten sowohl am Tag als auch in der Nacht, z. B. in Form von Alpträumen, wiederholt auf und werden von den Betroffenen als nicht steuerbar erlebt. Die Vermeidung von Erinnerungen an das Trauma bzw. von Orten und Aktivitäten, die damit in Verbindung stehen, kann als Reaktion auf die durch das Trauma und die Intrusionen erlebte Belastung verstanden werden. Der Bereich des Hyperarousal beinhaltet Symptome der andauernden tonischen und phasischen physiologischen Übererregung, was sich durch eine erhöhte Wachsamkeit (Hypervigilanz), Schreckreaktionen, vermehrte Reizbarkeit, Konzentrationsstörungen und vor allem Schlafstörungen bemerkbar macht (Maercker & Ehlert, 2001).

Die Symptomatik bei Patienten mit PTBS ist in der Regel vielfältig und komplex. Zwei wichtige Symptome sollen hier zusätzlich zu den oben aufgeführten genannt werden. Zum einen das traumabezogene Schuldgefühl, welches Reue und Bedauern über das Geschehene beinhaltet, verbunden mit der Überzeugung, man hätte selbst anders denken, fühlen oder handeln müssen, und zum anderen das traumabezogene Schamgefühl, welches von Gedanken wie „Ich bin eine schlechte, wertlose, kraftlose Person“ und dem Wunsch, sich und seine Symptome vor anderen zu verstecken, gekennzeichnet ist.

1.5 Komorbidität und Differenzialdiagnostik

Häufige komorbide Störungen einer PTBS sind Angststörungen, Gefühlsstörungen (z. B. Dysthyme Störung), Substanzmissbrauch oder -abhängigkeit, Depression, Schmerzstörungen, Verhaltensstörungen und Persönlichkeitsstörungen. Bei Opfern sexuellen Missbrauchs in der Kindheit finden sich oft Borderline-Persönlichkeitseigenschaften, wie z. B. eine beeinträchtigte Gefühlsregulation, gestörte Beziehungen, selbstzerstörerisches und impulsives Verhalten sowie dissoziative Tendenzen bis hin zu einer Identitätsstörung (Taylor, 2006).

Bei Differenzialdiagnosen ist die Beachtung von Art und Dauer des Stressors, der Symptommuster und auch der früheren Symptome unerlässlich. Störungen, die differenzialdiagnostisch von der PTBS abzugrenzen sind, sind folgende:

- Anpassungsstörungen,
- Trauerreaktion,
- andauernde Persönlichkeitsveränderungen nach Extrembelastungen,
- akute Belastungsreaktionen/-störungen,
- andere Angststörungen/Depressionen,
- andere intrusive Kognitionen und Wahrnehmungsstörungen,
- Hirnverletzungen und andere Organerkrankungen,
- Somatoforme Störungen.

2 Richtlinien für die Psychotherapie der PTBS

2.1 Grundlagen

Die Posttraumatische Belastungsstörung und die Forschung nach Möglichkeiten zur Behandlung selbiger, hat in den letzten Jahren immer größere Aufmerksamkeit erlangt. Von den verschiedenen psychotherapeutischen Schulen wurden spezielle Traumatherapien entwickelt, welche zum Ziel haben, das Erlebte emotional adäquat zu verarbeiten, die Symptome der PTBS zu vermindern und der betroffenen Person die Integration des traumatischen Erlebens in ihre Biographie zu ermöglichen.

Die spezifischen Maßnahmen zur Behandlung der PTBS im Rahmen der Traumatherapie sind in der Regel integraler Bestandteil einer Gesamttherapie (Sack, 2000). Diese kann in Abhängigkeit von der Schwere der Traumatisierung und der Symptomatik, der Komorbidität mit anderen gravierenden psychischen Störungen und der aktuellen Suizidalität stationär oder ambulant durchgeführt werden. Für eine ausschließlich ambulante Therapie sind ein gutes soziales Netz und eine stabile Umgebung unentbehrliche Voraussetzungen, um eine weitere Dekompensation während der Behandlung aufzufangen. Alternativ kann die Gesamttherapie im ambulanten Setting durchgeführt und für die konkrete Traumatherapie ein vorübergehender stationärer Aufenthalt angedacht werden (vgl. Lamprecht, 2000b; Sack, 2000). Um eine Retraumatisierung zu vermeiden, muss vor Beginn der eigentlichen Traumabearbeitung geprüft werden, ob der Patient stabil und selbst bereit ist, sich mit dem Erlebten auseinander zu setzen. Zudem muss der Therapeut sicher sein, ausreichende Kenntnisse der Problematik des Patienten zu besitzen (Sack, 2000).

Ziel der Traumaforschung ist es, die Belastungen, denen sowohl der Therapeut als auch der Patient während der Traumatherapie ausgesetzt sind (z. B. durch die detaillierte Schilderung traumatischer Erfahrungen und das Wiedererleben der damit verbundenen Gefühle), so weit wie möglich zu minimieren. Allerdings muss nach heutigem Wissensstand so viel von dem traumatischen Erlebnis erinnert, wiederbelebt und durchlebt werden, dass der Patient fähig ist, das Trauma in allen Aspekten zu erkennen, die emotionalen Verstrickungen zu lösen und die Scham zu vermindern (Sack, 2000).

2.2 Therapierichtlinien und Behandlungselemente

Von Flatten et al. (2004) wurden allgemeine Leitlinien für die Therapie von PTBS erarbeitet, um dem Traumatherapeuten zu helfen, bestmöglich mit dem Patienten und seiner Störung umzugehen. Diese Therapierichtlinien sind in **Tabelle 2.1** aufgeführt. Des weiteren sind die von Taylor (2006) beschriebenen Behandlungselemente Therapeutencharakteristik, Intervention und Therapiestruktur Grundlage der Therapie.

Zu den grundlegenden Charakteristika des Therapeuten gehören Wärme, Echtheit, Akzeptanz, Empathie und reflektives Zuhören. Diese Eigenschaften und Fähigkeiten sind Voraussetzungen, um eine therapeutische Beziehung aufzubauen, welche die Basis für die Traumatherapie darstellt (Everly & Lating, 2004). In dieser Beziehung erfährt der Patient Sicherheit und kann Vertrauen zum Therapeuten aufbauen, was letztendlich eine konstruktive Zusammenarbeit zwischen Therapeut und Patient ermöglicht. Der Therapeut muss fähig sein, die Berichte des Patienten über die schrecklichen Erlebnisse zu ertragen und dem Patienten vermitteln, dass er dazu bereit ist (Steil, 2005). Bewertungen und Beschuldigungen sind verboten. Selbst wenn der Patient tatsächlich schuldhaften Anteil am traumatischen Ereignis hatte, verdient er es so wenig wie jeder andere, traumatisiert zu werden (Resick & Schnicke, 1993). Äußert der Patient den Wunsch nach einem bestimmten Therapeuten, v. a. den speziellen Wunsch nach einer Therapeutin bei sexuell Missbrauchten, ist zu prüfen, ob darin eine Form der Vermeidung zu sehen ist und ob diese zugelassen werden sollte, um die Therapie überhaupt erst zu ermöglichen (Taylor, 2006). Der Patient muss sich verstanden und sicher fühlen.

Die Therapie selbst besteht aus der Grundintervention zur Behandlung der PTBS (z. B. Eye Movement Desensitization and Reprocessing, EMDR, oder eine Kombination aus Exposition und Kognitiver Umstrukturierung) und zusätzlichen Interventionen „*as-needed*" (z. B. Sicherheitsübungen, Übungen zum Ärgermanagement, Training von sozialen Fähigkeiten oder Familieninterventionen). Die Behandlungsschritte werden in mindestens drei aufeinanderfolgende Therapiephasen gegliedert: Stabilisierung, Bearbeitung des Traumas sowie Integration und Wiederanknüpfung. Diese drei Phasen werden von den verschiedensten Autoren beschrieben, wobei die konkreten Inhalte der einzelnen Phasen geringfügig variieren (vgl. Schwarz, 2002).

Die Therapiestruktur ist von Kooperation mit dem Patienten geprägt, die Abläufe werden fortlaufend überprüft und nötigenfalls korrigiert. Ziel ist es, dem Patienten möglichst viel Eigenverantwortung und Kontrolle zu überlassen. Beispielsweise werden Überzeugungen des Patienten als Hypothesen verstanden, die gemeinschaftlich getestet werden, um Indizien für oder gegen ihr Zutreffen zu sammeln (Taylor, 2006).

Tabelle 2.1: Leitlinien für die Therapie der PTBS (nach Gast et al., 2004)

Erste Maßnahmen

- Herstellen einer sicheren Umgebung (Schutz vor weiterer Traumaeinwirkung)
- Organisation des psychosozialen Helfersystems
- Frühes Hinzuziehen eines mit PTBS-Behandlung erfahrenen Psychotherapeuten
- Informationsvermittlung und Psychoedukation bzgl. traumatypischer Symptome und Verläufe

Traumaspezifische Stabilisierung

Darf nur durch entsprechend qualifizierten ärztlichen oder psychologischen Psychotherapeuten erfolgen, mittels:

- Krisenintervention
- Anbindung an engmaschige diagnostische und therapeutische Betreuung
- Ressourcenorientierte Interventionen (z. B. Distanzierungstechniken, Imaginative Verfahren)
- Pharmakotherapie (unterstützend, symptomorientiert)
  - → Antidepressiva aus der Stoffgruppe der SSRI (Vorsicht bei Suizidgefährdung, insbesondere bei Kindern und Jugendlichen)
  - → Achtung!: Besondere Suchtgefährdung bei PTBS (besonders Benzodiazepine)

Traumabearbeitung

Darf nur durch entsprechend qualifizierten ärztlichen oder psychologischen Psychotherapeuten erfolgen, mittels:

- Dosierte Rekonfrontation mit dem auslösenden Ereignis mit dem Ziel der Durcharbeitung und Integration unter geschützten therapeutischen Bedingungen
- Voraussetzung: ausreichende Stabilität, keine weiteren Traumaeinwirkungen, kein Täterkontakt
- Traumaadaptierte Methoden im Rahmen eines Gesamtbehandlungsplanes: kognitiv-behaviorale Therapie, Psychodynamische Therapie, EMDR
- Einbeziehung unterstützender Verfahren (z. B. stabilisierende Körpertherapie, künstlerische Therapie)
- Setting in Abhängigkeit von Schwere der Störung und Stabilisierungsbedarf:
  - → ambulant (Schwerpunktpraxis, Ambulanz)
  - → stationär (Schwerpunktstation, Tagesklinik)
- Achtung!: bei komplexer PTBS (z. B. nach chronisch kumulativen Traumati- sierungen) und/oder hoher Komorbidität ist eine frühzeitige Re-Konfrontation kontraindiziert und kann erst nach ausreichender Stabilisierung durchgeführt werden
- Gefährlich wäre außerdem ein zu früher oder alleiniger Einsatz konfrontierender traumatherapeutischer Verfahren

2.3 Die Phasen der Psychotherapie

2.3.1 Vorbereitung und Diagnostik

Patienten mit PTBS haben häufig Schwierigkeiten, sich auf eine Traumatherapie einzulassen. Zum Teil wurde die vorherrschende Symptomatik bzw. Störung, welche Auslöser für die Therapie war, ursprünglich gar nicht im Zusammenhang mit einem traumatischen Erlebnis gesehen und die Indikation für eine Behandlung von PTBS hat sich erst während des Therapieverlaufs herauskristallisiert. Häufig existieren große Ängste, bei Beschäftigung mit dem Trauma dieses wieder und wieder zu erleben und zu dekompensieren. Daher ist eine gute Vorbereitung auf die Traumaarbeit sowohl für den Patienten, als auch für den Therapeuten immens wichtig.

Im Erstgespräch werden keine Details des Traumas erfragt, das Ausmaß der Traumatisierung wird nur grob umrissen. Sack (2000) führt eine Reihe von Maßnahmen auf, die zur Vorbereitung der Therapie unabdingbar sind:

- Aufklärung des Patienten über Vorgehensweise, Sinn und Nutzen der Traumaarbeit
- Erfragen der generellen Vulnerabilität des Betroffenen, Lebensgeschichte und Biographie, aktuelle Belastungen und Ressourcen
- Skizzieren des Ausmaßes und Verlaufs der Traumatisierung
- Aktives Abfragen von Symptombereichen, u. a. Wiedererleben, Intrusionen, Vermeidung, Ängste, Zwangshandlungen, Suchtverhalten (v. a. die Intrusionssymptomatik kann z. B. mit Hilfe eines Tagebuches erfasst werden, welches der Patient über ca. sieben Tage führt; Steil, 2005)
- Erfassen des Ausmaßes der Dissoziationen, da diese erhebliche Implikationen für die Indikation und Durchführung der Traumatherapie haben
- Umfangreiche psychotherapeutische Diagnostik, um andere seelische Symptome zu erkennen und deren Einfluss auf die Therapie abzuschätzen, d. h. nach aktuell vorhandenen und anamnestisch berichteten psychischen Symptomen fragen und gegebenenfalls den Schweregrad einer gleichzeitig bestehenden anderen psychischen Störung bestimmen bzw. andere Störungen ausschließen

- Einschätzung der Persönlichkeitsstruktur des Patienten und seiner Fähigkeit, eine (therapeutische) Beziehung einzugehen, mögliche Schwierigkeiten in der Interaktion klären und gegebenenfalls vor Einstieg in die eigentliche Traumatherapie bearbeiten
- Klären, ob der Patient ausreichend psychische Stabilität und Ressourcen hat und unter der Belastung die therapeutische Arbeitsbeziehung aufrechterhalten werden kann
- Überzogene Erwartungen an die Traumatherapie ansprechen und korrigieren
- Den Patienten mit ersten Informationen über das Trauma, Traumafolgen, Dissoziative Störung und Behandlungsmöglichkeiten versorgen, wenn möglich schriftliches Informationsmaterial mitgeben (ausführliche Informationsblätter für Patienten sind z. B. bei Ehlers, 1999, aufgeführt)

Die Diagnostik ist von einem erfahrenen Kliniker durchzuführen. In **Tabelle 2.2** ist eine Auswahl an diagnostischen Hilfsmitteln zusammengestellt. Wenn möglich sollten standardisierte Fragebögen verwendet werden, um vergleichbare Werte für das Ausmaß der Symptomatik und die Schwere der subjektiven Beeinträchtigung zu erhalten und eine Verlaufsmessung zu ermöglichen. Interviews sollten in strukturierter Form durchgeführt werden, um wichtige Details des Traumas, seinen Kontext und Zusammenhänge, z. B. zwischen Symptomen oder zwischen Flashbacks und deren Auslösern, zu erfassen. Bedeutsam ist außerdem, dysfunktionale Überzeugungen oder Glaubenssätze, die der Patient in Folge des Traumas entwickelt hat, zu erfragen, wie z. B. „Ich bin nichts wert.“, „Alle sind schlecht.“, „Ich bin selbst schuld.“ Dazu können u. a. der *Fragebogen zu dysfunktionalen Kognitionen* (Steil, 2002), der *Fragebogen zu Gedanken nach traumatischen Erlebnissen* (Ehlers, 1999, S. 92f), die *Selbstwirksamkeitsskala* von Schwarzer (1999) oder die *Skalen zur Erfassung von Hoffnungslosigkeit* von Krampen (H-Skalen; Krampen, 1994) als Hilfsmittel verwendet werden. Ausführlichere Hinweise zum diagnostischen Vorgehen und zu Diagnoseinstrumenten finden sich bei Lueger-Schuster (2004), Gast et al. (2004), Margraf (1996), Taylor (2006) und anderen.

Tabelle 2.2: Instrumente für die Diagnostik der PTBS

	Diagnoseinstrumente	**Erfasste Symptomatik**
Allgemeine diagnostische Verfahren	• **Klinische strukturierte Interviews** (SKID, DIPS, Mini-DIPS, Kinder-DIPS) • **Screening-Verfahren** • **Verhaltensbeobachtung**	Einordnung der Störung, Differenzialdiagnostik, Erfassen von komorbiden Diagnosen
	• **Die Symptom-Checkliste-90 Revised (SCL-90-R)**, Franke (1995)	Subj. Beeinträchtigung durch körperl. und psych. Symptome
	• **Beschwerden-Liste (B-L)**, Zerrsen (1976)	Subj. Beeinträchtigung durch körperl. und allg. Beschwerden
Spezifische Diagnoseinstrumente für PTBS	• **Impact of Event Scale (IES)**, Horowitz et al. (1979), dt. Maercker & Schützwohl (1998)	Stärke des Vermeidungsverhaltens und der Intrusionen
	• **Posttraumatic Stress Diagnostic Scale (PDS)**, Foa et al. (1997)	Art und Ausmaß der Traumatisierung
	• **Clinician-Administered PTSD Scale (CAPS)**, Blake et al. (1995), dt. Schnyder & Moergeli (2002)	Allgemeine Traumasymptome bzw. aktuelle Stressreaktionen
Diagnostik von affektiven Störungen	• **Beck-Depression-Inventar (BDI)**, Beck et al. (1961), dt. Hautzinger et al. (1992) • **Allgemeine Depressionsskala (ADS)**, Hautzinger & Bailer (1991) • **Hamilton Rating Scale for Depression (HAMD)**, Hamilton (1967)	Ausmaß und Dauer der Depressivität
	• **Fragebogen irrationaler Einstellungen (FIE)**, Klages (1989) • **Skalen zur Erfassung von Hoffnungslosigkeit (H-Skalen)**, Krampen (1994)	Spezifische Aspekte depressiver Stimmung
Diagnostik von Angststörungen	• **State Trait Angstinventar (STAI)**, Laux et al. (1981) • **Hamilton Rating Scale for Anxiety (HAMA)**, Hamilton (1996)	Grad der Ängstlichkeit
Diagnostik von Dissoziativen Störungen	• **Strukturiertes Klinisches Interview für DSM-IV Dissoziative Störungen (SKID-D)**, Gast et al. (2000)	Dissoziative Symptome, Identitätsstörungen
	• **Fragebogen zu dissoziativen Symptomen (FDS)**, Bernstein & Putnam (1986); dt. Freyberger et al. (1998)	Screening-Instrument für eine Dissoziative Störung

Ein wichtiges Ziel der Vorbereitung und Diagnostik ist es, zusammen mit dem Patienten Erklärungs- und Verstehens- sowie Veränderungsmodelle für seine Störungen zu entwickeln und darauf aufbauend Therapieziele zu vereinbaren.

> „Diese Vereinbarung von Therapiezielen erleben die Patienten als sehr entlastend. Aufgrund ihrer Beziehungserfahrung durch die Traumatisierung, die immer mit massiven Ohnmachtsgefühlen, dem Verlust von Kontrolle und Verlust von Sicherheit verknüpft ist, bietet sich die Möglichkeit, diese Psychotherapie mit zu steuern und mit zu bestimmen, eine Chance, sich einzulassen, wieder Vertrauen zu fassen. Gleichzeitig erleben sie wieder das Gefühl, ‚etwas bewirken zu können'." (Lempa, 2000, S. 128, Hervorhebung durch den Autor)

2.3.2 Stabilisierung

Die Traumatisierung wurde vom Patienten als Angriff auf seine persönliche Sicherheit und Unversehrtheit erlebt. Deshalb ist es notwendig, dass der Patient vor der eigentlichen Traumaarbeit stabilisiert wird. Dabei sind die Schwere der Traumatisierung und das Ausmaß der posttraumatischen Symptomatik bzw. der komorbiden psychischen Störungen Indikatoren für die notwendige Dauer der Stabilisierungsphase. Das Ziel dieser ersten Phase der eigentlichen Therapie ist es, als Patient die Kontrolle über sich und seine emotionalen Reaktionen wiederherzustellen und die Hilflosigkeit zu beenden. Sie bietet Hilfen zur Selbstregulation und Selbstberuhigung v. a. durch Techniken zur Distanzierung von belastenden Erinnerungsinhalten. Vorhandene Fähigkeiten und Ressourcen des Patienten und seines sozialen Umfelds dienen als Anknüpfungspunkte und werden gestärkt. Der Patient soll vor allem in der Beziehung zum Therapeuten Sicherheit und Verlässlichkeit erleben. Übertragungsprozesse werden nicht gefördert oder unnötig thematisiert, damit der Patient nicht verunsichert und destabilisiert wird. Die Realbeziehung wird so weit wie möglich aufrechterhalten und als Arbeitsgrundlage für die Therapie genutzt (Sack, 2000).

Zur Stabilisierung werden vor allem Imaginations-, Atem- und Entspannungstechniken eingesetzt. Eine reiche Auswahl an Übungen, z. T. mit Anleitung, ist bei Reddemann (2002), Sack (2000), Schwarz (2002), Taylor (2006) u. a. zu finden. Um Flashbacks nicht mehr hilflos ausgeliefert zu sein, werden deren Auslöser, die sogenannten „trigger", identifiziert und der Patient lernt sich bspw. mittels der Bildschirmtechnik von der andrängenden Flashback-

Erinnerung zu distanzieren. Grounding-Übungen helfen, mit der dissoziative Symptomatik umzugehen.

2.3.3 Bearbeitung des Traumas und der PTBS

In der Traumatherapie selbst wird gezielt eine dosierte Re-Exposition mit der traumatischen Erfahrung unter geschützten therapeutischen Bedingungen herbeigeführt. Das Ziel ist eine anhaltende Reduktion der posttraumatischen Symptomatik, d. h. die Verminderung der traumabezogenen Ängste und des Vermeidungsverhaltens. Außerdem wird eine Umstrukturierung der emotionalen und kognitiven Komponenten der traumatischen Erfahrung und ihre Integration in die persönliche Lebensgeschichte angestrebt. Es werden möglichst alle Aspekte der Traumatisierung auf der Sinnes-, Erlebens- und Verarbeitungsebene angesprochen, um eine nachträgliche adäquate emotionale Verarbeitung des traumatischen Erlebnisses zu ermöglichen. Eine Hilfestellung für die Erfassung aller zu bearbeitenden Modalitäten bietet das BASK-Modell (**Abbildung 2.1**) von Braun (1988), welches für die Behandlung von Dissoziationen entwickelt wurde. Es zählt die folgenden Dimensionen traumatischer Ereignisse auf:

B **Behavior**	= das Erlebte, das Geschehen auf faktischer Ebene
A **Affect**	= die affektiven Reaktionen (Angst, Ohnmacht)
S **Sensation**	= die Körperempfindungen hinsichtlich aller Sinnesqualitäten (auch Geräusche/Geruch)
K **Knowledge**	= die Gedanken und kognitiven Einstellungen über sich selbst und die Welt in Bezug auf die traumatische Erfahrung

Abbildung 2.1: Das BASK-Modell von Braun (1988, S. 16)

Voraussetzungen für die Traumabehandlung sind eine ausreichende Stabilität des Patienten und dass keine weitere Traumaeinwirkung und kein Täterkontakt mehr besteht. Die Therapie sollte nur von einem entsprechend qualifizierten Psychotherapeuten durchgeführt werden. Mittlerweile gibt es eine Vielzahl von traumaadaptierten Methoden, in denen die verschiedenen Therapieschulen Fortbildungen anbieten.

Die einzelnen Sitzungen sind vor allem zu Beginn der Therapie stark strukturiert. Sie beinhalten neben der Traumaexposition die Vermittlung von Wissen, typischerweise das Besprechen von Hausaufgaben und Erfahrungen zwischen den Sitzungen. Der Patient erhält die Gelegenheit, Fragen und Zweifel zu äußern und die Sitzungen enden mit einer gemeinsamen mündlichen Reflektion der absolvierten Therapiestunde (Taylor, 2006).

2.3.4 Integration und Wiederanknüpfung

Die letzte Phase hat die Auswirkung des Traumas auf das Selbst des Patienten und auf seine Beziehungen zu anderen im Fokus (Van der Hart, Steele, Boon & Brown, 1995). Die Traumaintegration dauert oft Monate bis Jahre und erfordert in der Regel eine nachfolgende ambulante Psychotherapie. Sie beinhaltet die Trauer über das Erlebte und über die Behinderung und Einschränkung in den „Er-Lebensmöglichkeiten". Am Ende der erfolgreichen Traumabearbeitung bzw. zum Teil auch schon während des traumatischen Erlebnisses setzt die persönliche Reifung ein (Maercker, 1998). Reintegration bedeutet aber auch, wieder Anschluss an die Welt zu finden, Teil der Welt zu werden. Die Erlebnisse werden in die Biographie und Weltsicht integriert, das tatsächliche Geschehen und das, was man sich gewünscht hätte, können nebeneinander existieren.

Verschiedentlich besteht die Notwendigkeit, dass der Patient lernt, mit existentiellen Krisen, welche durch das traumatische Erleben ausgelöst wurden, umzugehen bzw. sie zu verarbeiten. Diese Krisen beinhalten Gefühle von Sinnlosigkeit, Isoliertheit, Unverbundenheit mit anderen Menschen und oft eine ausgeprägte Suizidalität (Van der Hart, Steele, Boon et al., 1995). Der Patient muss lernen, mit den aufkommenden eigenen destruktiven Impulsen umzugehen. Des weiteren ist die Auseinandersetzung mit Scham- und Schuldgefühlen erforderlich. Nach erfolgreicher Traumabearbeitung tritt häufig die prämorbide Persönlichkeit in den Vordergrund, welche zum Teil psychopathologische Merkmale aufweist. Ist das der Fall, ist eine herkömmliche Psychotherapie indiziert. Außerdem benötigt der Patient häufig Hilfe, um soziale Unterstützungssysteme aufzubauen und eine konkrete Zukunftsplanung zu entwickeln (Sack, 2000).

2.4 Chancen und Risiken der Traumatherapie

Die Traumatherapie ist sowohl für den Patienten als auch für den Therapeuten mit einer starken Belastung verbunden. Durch die absichtliche Beschäftigung mit dem Erlebten kommt es zu einer vorübergehenden Aktivierung von Erinnerungen bis hin zur Aufhebung einer evtl. vorhandenen Amnesie und zur Verstärkung der Symptomatik (Taylor, 2006). Zum Teil kommen neue Symptome, wie z. B. Ängste, Schlafstörungen oder körperliche Beschwerden hinzu. Während der Traumatherapie treten i. d. R. gehäuft Flashbacks und Alpträume auf, außerdem wird die Fähigkeit zum Dissoziieren geschwächt und die Schutzfunktion der Vermeidung entfällt. Es besteht die Gefahr der Überschwemmung mit Erinnerungsmaterial (Sack, 2000). Hier ist es dringend erforderlich, auf die subjektive Belastungsgrenze des Patienten zu achten und Stabilisierungstechniken parat zu haben. Der Patient muss über die belastenden Wirkungen der Traumabearbeitung im Vorfeld aufgeklärt und darauf vorbereitet werden.

Patienten mit PTBS haben oft eine lange Leidensgeschichte hinter sich, bis sie sich zur Traumatherapie entschließen bzw. überhaupt die Möglichkeit dazu haben. Die Chance der Traumabehandlung besteht darin, diese Leiden, die quälenden Erinnerungen, zu mindern und wenn möglich zum Abschluss zu bringen sowie mit dem, was passiert ist, inneren Frieden zu schließen. Der Umgang mit dem Verzicht auf Rache bzw. Wiedergutmachung kann diskutiert werden.

Durch die Traumaerfahrung wird der Patient mit existentiellen Problemen und Sinnfragen des Lebens konfrontiert. In der erfolgreichen Auseinandersetzung mit diesen Fragen kann es zu einer posttraumatischen Reifungserfahrung (posttraumatic growth) kommen. Patienten berichten von der Verbesserung ihrer zwischenmenschlichen Beziehungen, Besinnung auf das Wesentliche im Leben, einer verbesserten Fähigkeit mit Alltagsproblemen umzugehen, Sinnfindung und spirituellem Wachstum sowie einer tieferen Wahrnehmung von Natur und Umwelt (vgl. Maercker, 1998; Zöllner, Calhoun & Tedeschi, 2006).

3 Behandlungsansätze und Methodenüberblick

3.1 Kognitive Verhaltenstherapie

In den psychotherapeutischen Schulen finden sich verschiedene Ansätze für die Bearbeitung von Traumata. Je nach Schule unterscheiden sich die Methoden und die Schwerpunkte der Traumaarbeit. Den Ansätzen ist gemeinsam, dass sie die eigentliche Traumatherapie als Teil einer Gesamttherapie verstehen, in welche die Traumabearbeitung eingebettet wird. Die von Flatten et al. (2004) erarbeiteten Leitlinien zur Traumatherapie gelten ebenfalls für alle Ansätze. Sack (2000) betont, dass für die Traumabearbeitung eine Kombination von verschiedenen methodischen Ansätzen am wirksamsten ist.

Eine sehr effektive Interventionsmethode ist die kognitive Verhaltenstherapie (Cognitive Behavioral Therapy, CBT). Die Grundlage der Traumabehandlung mittels CBT bildet die Überlegung, dass die Symptome der PTBS als Ausdruck einer Angststörung gesehen werden können, welche durch Vermeidungsverhalten und dysfunktionale Kognitionen hervorgerufen und chronifiziert wird. Daraus ergeben sich zwei bevorzugte Therapieansätze: Expositionsverfahren und Angstbewältigungsverfahren. Die wiederholte Konfrontation mit dem Erlebten soll die Entkoppelung des Assoziationspaares „traumatischer Stimulus“ und „Angstreaktion“ bewirken und eine systematische Desensibilisierung gegenüber diesem erzielen. Dadurch kommt es zu einer Habituation, bis die traumatische Situation schließlich ohne starke Angstreaktion erinnert werden kann. Im Unterschied zu dem als unkontrollierbar wahrgenommenen Wiedererleben des Traumas während eines Flashbacks wird in der Exposition in sensu die Erinnerung in der Regel unter Anleitung des Therapeuten durch die eigene Erzählung ausgelöst und gesteuert. Zeigt der Patient ein Vermeidungsverhalten bzgl. bestimmter mit dem Trauma assoziierter Orte, Gegenstände oder Situationen, kann die Exposition auch in vivo durchgeführt werden, d. h. der Betroffene wird angeleitet, sich in die angstbesetzte, aber nicht per se gefährliche Situation zu begeben, um die Angst zu überwinden. Hier entsteht allerdings häufig eine starke Belastung für die Betroffenen, was eine relativ hohe Quote von Behandlungsabbrüchen zur Folge hat (Sack, 2000).

Der Erfolg der Expositionsbehandlung hängt zum einen von der Bewältigung der Angstsituation ab, zum anderen spielt die Umstrukturierung der zugehörigen dysfunktionalen kognitiven Muster eine entscheidende Rolle. Zur Erfassung der Intensität möglicher dysfunktionaler Kognitionen kann z. B. der *Fragebogen zu dysfunktionalen Kognitionen* (Steil, 2002), der *Fragebogen zu Gedanken nach traumatischen Erlebnissen* (Ehlers, 1999, S. 92f), die *Selbstwirksamkeitsskala* von Schwarzer (1999) oder die *Skalen zur Erfassung von Hoffnungslosigkeit von Krampen* (H-Skalen; Krampen, 1994) eingesetzt werden. Beispiele für solche dysfunktionalen Kognitionen sind unbegründete Schuldgefühle und Selbstvorwürfe oder eine übersteigerte Angst vor einer Wiederholung des traumatischen Ereignisses. Sie werden im therapeutischen Gespräch identifiziert und auf ihren Realitätsgehalt überprüft. Die kognitive Umstrukturierung zielt darauf ab, traumatische Erlebnisse in einen adaptiven, kognitiv zugänglichen Kontext zu stellen und dem Patienten eine realistische Einschätzung bzgl. seiner eigenen Beteiligung am Trauma und der realen Gefahr und Bedrohung zu ermöglichen (Sack, 2000). Die in **Tabelle 3.1** aufgeführten gängigen kognitiven Techniken in der Behandlung der PTBS sind von Steil (2005) übernommen. Ausführliche Ausführungen und Beispiele zu dysfunktionalen Verhaltensweisen, kognitiven Verarbeitungsstilen und Interpretationen des Erlebten wurden von Ehlers (1999) beschrieben.

In der Regel enthält eine kognitiv-behaviorale Traumatherapie eine Kombination aus Exposition in sensu und in vivo, kognitiver Restrukturierung, Angstbewältigungsverfahren und Entspannungstechniken. Zusätzlich kann der Patient mittels Psychopharmaka, bevorzugt mit Selektiven Serotonin Wiederaufnahme-Hemmern (SSRI), stabilisiert werden. Empirische Untersuchungen bestätigen, dass die kognitiv-behaviorale Therapie eine der effektivsten und am schnellsten ansprechenden Therapieformen bei PTBS ist. Sie weist die wenigsten Nebeneffekte auf und zeichnet sich zudem durch eine geringere Dropoutrate als die reine Behandlung mit Medikamenten aus (vgl. Taylor, 2006).

Tabelle 3.1: Typische kognitive Techniken in der Behandlung der PTBS (Steil, 2005, S. 291)

Techniken	Beispiele
Demonstrationen zum Zusammenhang zwischen Gedanken und Gefühlen	„Immer, wenn ich denke, dass ich es hätte verhindern können, fühle ich mich noch trauriger und schlechter."
Die Betrachtung von Befürchtungen und Erwartungen als Hypothesen, die man testen kann, sowie der Gebrauch von Wahrscheinlichkeitseinschätzungen, Beweissammlung und Verhaltensexperimenten, um Überzeugungen und Erwartungen zu überprüfen	„Sie befürchten, dass Sie nicht mehr aufhören können zu weinen, wenn Sie mir genauer erzählen, was vorgefallen ist. Haben Sie schon einmal einen Menschen erlebt, der bei einer traurigen Erinnerung nie mehr aufhören konnte zu weinen? Wie wahrscheinlich ist es, dass Sie drei Stunden lang weinen werden?"
Die logische Analyse von Gedanken und Überzeugungen	„Wenn Sie sich an das Ereignis erinnern, dann denken Sie, Ihr Leben sei ruiniert. Was meinen Sie genau damit? Bedeutet das, dass in Ihrem Leben nie mehr etwas Positives wird passieren können? Welche Bereiche in Ihrem Leben sind Ihnen wichtig? Welche Dinge genießen Sie in Ihrem Leben? Auf welche Dinge in der Zukunft können Sie sich sogar freuen?"
Advocatus-Diaboli-Technik	„Sie werfen sich vor, dass Sie sich als Kind nicht gegen die sexuellen Übergriffe Ihres Vaters gewehrt haben. Ich würde gerne genau wissen, warum Sie sich nicht gewehrt haben. Wie kam es dazu?"
Dem Patienten helfen, sich mit den Augen des Menschen zu sehen und zu beurteilen, der er vor der Traumatisierung oder währenddessen war, bzw. sein Handeln auf der Grundlage der Informationen zu beurteilen, die ihm vor oder während des Traumas zur Verfügung standen	„Sie grübeln darüber nach, warum Sie an diesem Tag trotz Nebel und ihrer Erkältung mit dem Auto gefahren sind. Sie haben, so sagen Sie, den Radfahrer, der vom Radweg abkam, einfach nicht gesehen und Sie meinen, Sie hätten seinen Tod verhindern können, wenn Sie das Auto nicht benützt hätten. Was dachten Sie an jenem Morgen, bevor Sie losfuhren? Als wie groß schätzten Sie das Risiko an diesem Morgen ein, dass Sie eventuell den Tod eines anderen Menschen herbeiführen könnten, wenn Sie sich in das Auto setzen und losfahren?"
Die Entwicklung alternativer und hilfreicher Gedanken und Erwartungen	„Wenn ich anderen von den belastenden Erinnerungen erzähle, werde ich vielleicht recht traurig werden und weinen müssen, aber das wird vorübergehen. Ich werde nicht die Kontrolle über mich verlieren, und die anderen werden wahrscheinlich gut verstehen können, warum ich so traurig bin. Ich werde mich vielleicht nicht mehr so isoliert fühlen, wenn ich über meine Erinnerungen sprechen kann."

3.2 Spezielle Ansätze der Verhaltenstherapie bei PTBS

3.2.1 Kognitiv-behaviorale Psychotherapie nach Ehlers

Der kognitiv-behaviorale Psychotherapieansatz für die PTBS von Anke Ehlers verbindet Expositionsverfahren, speziell das imaginative Nacherleben des Traumas, mit kognitiven Therapiemethoden. Ehlers geht davon aus, dass Patienten mit PTBS das traumatische Ereignis so verarbeitet haben, dass sie eine schwere *gegenwärtige* Bedrohung wahrnehmen, was Angst erzeugt. Sie identifiziert zwei wichtige kognitive Prozesse, die zu dieser Wahrnehmung führen: Zum einen die Interpretation des Traumas und/oder seiner Konsequenzen und zum anderen die Art des Traumagedächtnisses und seine Verbindung zu anderen autobiographischen Erinnerungen. In Folge der wahrgenommenen Bedrohung entwickeln die Patienten eine Reihe von dysfunktionalen Verhaltensweisen und kognitiven Reaktionen, auf die Ehlers (1999) ausführlich eingeht.

Die kognitive Verarbeitung des Traumas wird stark von dem Maß des Sich-Aufgebens (*mental defeat*) in der traumatischen Situation beeinflusst. Sich-Aufgeben bedeutet in diesem Zusammenhang den wahrgenommenen Verlust jeglicher Autonomie, verbunden mit dem Gefühl, kein Mensch mehr zu sein. Das führt häufig dazu, dass die Betroffenen das Trauma als Beleg für eine z. T. schon früher bestehende negative Sicht ihrer Person interpretieren, wodurch eine adäquate emotionale Verarbeitung und Integration des Erlebten in die eigene Biographie erschwert wird (Ehlers, 1999).

Die Behandlung beginnt nach einer ausführlichen Diagnostik mit der Aufklärung des Patienten über seine Symptome, vor allem über die dysfunktionale kognitive Verarbeitung und Interpretation des traumatischen Erlebnisses. Der Patient soll die Störung verstehen und begreifen, dass viele seiner Bewältigungsstrategien die Symptomatik aufrechterhalten können. Mittels des imaginativen Nacherlebens des Traumas (*imaginal exposure*) wird eine Habituation an die traumatische Erinnerung angestrebt. Außerdem spielt in Ehlers' Therapieansatz die Exposition in vivo eine große Rolle, welche im Therapieablauf der Exposition in sensu nachgeordnet ist. Parallel zur Exposition erfolgt die kognitive Umstrukturierung zur Identifikation und gezielten Veränderung dysfunktionaler Bewertungen des Traumas und seiner Folgen, zur Reattribution von Schuld und Verantwortung sowie der Restrukturierung des negativ veränderten Bildes der eigenen Person. Ziel ist es, das Vermeidungsverhalten abzubauen und eine erneute Viktimisierung zu verhindern. Als wesentlich für das Gelingen der Behandlung betont Ehlers, dass der Patient Möglichkeiten hat, die Therapie zu beeinflussen und damit Kontrolle auf das, was mit ihm geschieht, auszuüben (Ehlers, 1999).

3.2.2 Konfrontationstherapie nach Foa

Foa und Kollegen (Foa & Rothbaum, 1996; Rothbaum, Foa & Hembree, 2003) stellen die Modifizierung der Furchtstrukturen des Patienten in den Mittelpunkt ihres psychotherapeutischen Ansatzes zur Traumabehandlung. Sie gehen davon aus, dass die Furchtstrukturen der Patienten mit PTBS pathologische Elemente enthalten, die u. a. dazu führen, dass die Angst, welche Folge des traumatischen Erlebnisses ist, auf ungefährliche Stimuli generalisiert wird.

Während der kognitiven Verhaltenstherapie findet mittels verlängerter Exposition eine Aktivierung der Furchstruktur statt. Der Patient wird mit den Traumaerfahrungen und mit seiner Angst konfrontiert, was eine Habituation ermöglicht. Während der Exposition erhält der Patient neue Informationen, die mit den in der pathologischen Struktur enthaltenen Elementen nicht vereinbar sind (z. B. fühlt der Patient die Angst, aber befindet sich zugleich in Sicherheit), was die Veränderung der Furchtstruktur unterstützt. Durch das Wiedererleben werden gleichzeitig die traumatischen Erinnerungen organisiert, wodurch die Integration der Traumaerfahrung in existierende kognitive Schemata erleichtert wird. Es kann eine Neubewertung des Traumas erfolgen. Die assoziative Verbindung zu Stimuli innerhalb der Furchstruktur, auf die zuvor in Folge der Generalisierung mit Angst reagiert wurde, wird geschwächt und die Angst beschränkt sich nun auf die tatsächlich gefährliche Situationen. Die PTBS-Symptomatik, im Besonderen die Intrusionen und das Vermeidungsverhalten, nimmt ab.

Obwohl die Konfrontationstherapie nicht direkt die Schemata des Patienten über die Welt und sein Selbst bearbeitet, trägt die Symptomreduktion zu einer veränderten Selbstwahrnehmung des Betroffenen bei, er sieht sich in der Lage, die Belastungen zu bewältigen und empfindet die Welt nicht mehr als per se gefährlich. Das erleichtert es ihm in der Regel, soziale Unterstützung zu suchen, was zu einer weiteren Stabilisierung des Betroffenen beiträgt.

3.2.3 EMDR nach Shapiro

Eine sehr effektive Technik zur Traumabearbeitung ist das ursprünglich von Francine Shapiro entwickelte Eye Movement Desensitization and Reprocessing (EMDR, dt. Augenbewegungs-Desensibilisierung), welches auf der imaginären Re-Exposition mit dem Trauma basiert. Grundlage für EMDR bilden Überlegungen zur Speicherung von Traumaerinnerungen im Gehirn: die durch das Trauma hervorgerufene Dissoziation zwischen Amygdala, Hippocampus und Großhirn soll aufgehoben werden. EMDR arbeitet mit der wechselseitigen bilateralen Stimulation beider Hirnhälften durch Augenbewegungen und mit der doppelten Fokussierung der Aufmerksamkeit. D. h. beide Gehirnhälften werden abwechselnd durch das visuelle Verfolgen des Fingers des Therapeuten oder Antippen der rechten und linken Hand des Patienten angeregt, während dieser Fragen zu Gefühlen oder Erlebnissen bzgl. der traumatischen Situation beantwortet. Dieser Vorgang ermöglicht, unterstützt und beschleunigt die kognitiven Prozesse der Traumaverarbeitung (Shapiro, 1998).

3.3 Weitere Techniken und Methoden

Zu den bereits ausführlicher beschriebenen Techniken der kognitiven Verhaltenstherapie bei PTBS sollen hier einige zusätzliche Techniken und Methoden kurz vorgestellt werden. Eine wichtige Technik in der Kommunikation zwischen Therapeut und Patient ist der sokratische Dialog bzw. der geleitete Selbstdialog. D. h. der Therapeut hilft dem Patienten durch die Art der Fragen, die er stellt, herauszufinden, ob dessen Überzeugungen stimmen oder korrigiert werden müssen und welche alternativen Denkansätze es gibt. Eine andere Möglichkeit besteht darin, empirische Dispute mit dem Patienten zu führen, in denen die Evidenz für oder gegen seine dysfunktionalen Kognitionen geprüft und diskutiert wird. Unterstützend können alte und neue Denkansätze mittels Verhaltensexperimenten überprüft werden. Diese sind kürzer als Expositionsübungen und dienen im Gegensatz zu diesen nicht der Habituation an Furchtstimuli, sondern dem Vergleich von maladaptiven mit adaptiven Überzeugungen (Ehlers, 1999; Taylor, 2006).

Sack (2000) schlägt die Anwendung von Bewältigungstechniken wie Gedankenstopp- oder Stressimpfungstechniken vor. Außerdem können Rollenspiele und Imaginationsmethoden eingesetzt werden. Des weiteren werden in der täglichen Anwendung von Coping-Strategien Risikoeinschätzungen geübt und Überverantwortungsbewusstsein reduziert. Patienten lernen somit, alltägliche Situationen besser zu überschauen und zu bewältigen. Außerdem zielen Coping-Strategien darauf ab, das Augenmerk auf erfreuliche Dinge nach dem traumatischen Erlebnis zu richten, diese positiv zu umrahmen und zu reinterpretieren.

Die Forschung und Entwicklung von Methoden zur Behandlung von PTBS ist ein expandierendes Feld, ständig kommen neue Methoden und Techniken hinzu. Ein Überblick über diese Vielfalt ist bei Schwarz (2002) dargestellt. Aus dem breiten Angebot muss der Therapeut jeweils die Methoden auswählen, die dem Patienten mit seiner spezifischen Problematik und Persönlichkeit am ehesten entsprechen.

3.4 Konsensuale Richtlinien der Traumatherapie

Eine Gruppe von international anerkannten Experten für Trauma und PTBS hat auf der Basis von Forschungsergebnissen und klinischen Erfahrungen Leitlinien zum Einsatz der verschiedenen Behandlungstechniken für PTBS aufgestellt. Diese konsensualen Richtlinien der Traumatherapie wurden von Foa et al. (1999, zitiert nach Taylor, 2006, S.74f) veröffentlicht und sind in **Tabelle 3.2** dargestellt:

Tabelle 3.2: Konsensuale Richtlinien der Traumatherapie (Foa et al., 1999)

Konsensuale Richtlinien der Traumatherapie
(1) Ungeachtet des Alters des Patienten und der Schwere oder Dauer der PTBS sollte die Behandlung entweder nur mit Psychotherapie (z. B. CBT) oder mit einer Kombination aus Psychotherapie und Medikation beginnen.
(2) Besteht eine Komorbidität der PTBS mit einer Major Depression, einer bipolaren Störung oder einer Angststörung, muss mit einer Kombination von Behandlungsansätzen begonnen werden.
(3) Besteht eine Komorbidität mit Substanzmissbrauch oder -abhängigkeit, werden entweder PTBS und Suchtprobleme gleichzeitig behandelt oder es wird mit der Behandlung der Suchtproblematik begonnen.
(4) Bei Symptomen des Wiedererlebens und der Vermeidung ist die Expositionstherapie indiziert.
(5) Zur Behandlung von Gefühlstaubheit, Reizbarkeit, Ärger, Schuld und Scham wird die kognitive Umstrukturierung empfohlen.
(6) Für Übererregungssymptome wird die kognitive Umstrukturierung mit oder ohne Expositionstherapie empfohlen.
(7) Bei Kindern und Jugendlichen kann zusätzlich zu Psychoedukation, Angstbewältigungsverfahren und kognitiver Umstrukturierung noch die Spieltherapie in der Behandlung enthalten sein.
(8) Die Methoden der Traumatherapie können auch bei Jugendlichen und jungen Erwachsenen angewandt werden.
(9) Ist die aktuell angewandte psychosoziale Behandlung nicht wirksam genug, kann zusätzlich mit Psychopharmaka behandelt oder eine andere Psychotherapietechnik eingesetzt werden.

TEIL II – IRRT: Behandlungsmanual für die Psychotherapie der Posttraumatischen Belastungsstörung nach Typ-I Trauma

4 Imagery Rescripting and Reprocessing Therapy – Ein kognitiv-behavioraler Psychotherapieansatz

4.1 Einführung

Mit der Imagery Rescripting and Reprocessing Therapy (IRRT) soll ein imaginativ-kognitiver Behandlungsansatz für Traumapatienten vorgestellt werden. Das Ziel von IRRT besteht in der Linderung der PTBS-Symptomatik und der Veränderung von traumabezogenen Überzeugungen und Schemata. Es handelt sich um eine multimodale, auf Bewältigungsbildern basierende Therapie, welche die Imagination, d. h. die Fähigkeit sich Nicht-Präsentes bzw. Nicht-Gegenwärtiges vorzustellen, nutzt, um innere Vorstellungsbilder der Traumaerlebnisse zu erzeugen, mit diesen zu arbeiten und sie zu verändern (*Rescripting* und *Reprocessing*).

Ursprünglich wurde IRRT zur Behandlung von chronischer PTBS bei Erwachsenen mit sexuellen Missbrauchserfahrungen in der Kindheit entwickelt. Der Fokus von IRRT liegt auf den durch das traumatische Erleben entstandenen Gefühlen und Schemata von z. B. Ohnmacht und Hilflosigkeit. Es wird mit einer Kombination aus imaginativer Exposition (Exposition in sensu), imaginativer Restrukturierung und Imagination von Selbstunterstützung und -fürsorge gearbeitet. Mittels der imaginativen Exposition ruft der Patient das Trauma visuell wieder hervor, wodurch das Erinnerungsnetzwerk mit seinen verbalen, sensorischen und emotionalen Bestandteilen aktiviert wird. Der Patient entwickelt in der Therapie Bewältigungsbilder, in denen die traumatischen Erinnerungen reskribiert, d. h. „neu geschrieben“ werden. Die Opfer- und Traumaimaginationen werden durch diese Bewältigungsbilder ersetzt, indem der Patient imaginiert, wie er in seiner heutigen Person, als überlebendes Selbst das traumatische Geschehen betritt und bewältigt. Außerdem lernt der Betroffene, in der Imagination das traumatisierte Kind bzw. das traumatisierte Selbst, d. h. sich selbst in der damaligen traumatischen Situation, zu unterstützen und zu versorgen (Smucker & Dancu, 1999; Smucker & Niederee, 1995).

Ziel ist dabei nicht, die Erinnerung des Patienten zu verändern, Erinnerungsbruchstücke zu vervollständigen oder fehlende bzw. vage Erinnerungen zu rekonstruieren, sondern dem Patienten zu helfen, das Gefühl zu überwinden, weiterhin Opfer zu sein (*emotionales Coping*) (Smucker & Niederee, 1995). Des weiteren werden Prozesse der kognitiven Umstrukturierung eingesetzt, um eine adäquate emotionale Verarbeitung des Traumas zu ermöglichen und dysfunktionale Überzeugungen mit gesünderen Annahmen zu ersetzen. Diese Prozesse werden durch sokratische, interpersonelle Dialoge zwischen dem traumatisierten Selbst und dem überlebenden Selbst erleichtert (Grunert, Smucker, Weis, & Rusch, 2003; Smucker, 1999). Durch den sokratischen Dialog werden beim Patienten die Gefühle von Selbstwirksamkeit und internaler Kontrolle gestärkt, womit ein Gegengewicht zu den seit der Traumatisierung häufig dominanten Gefühlen von innerer Hilf- bzw. Hoffnungslosigkeit und Handlungsunfähigkeit geschaffen wird.

Inzwischen bestätigen Studien, dass IRRT auch bei anderen Störungen erfolgreich angewandt werden kann. Zum Beispiel behandelten Rusch & Grunert (2000) elf Patienten mit IRRT, die an intrusiven Imaginationen litten, welche nicht auf tatsächlich geschehenen Ereignissen beruhten. Während nach vier Expositionssitzungen keine Besserung der Symptomatik erzielt werden konnte, ließen die Imaginationen und die von den Patienten erlebte Beeinträchtigung nach nur einer Sitzung mit IRRT beachtlich nach. Ein anderes Beispiel stammt von Ohanian (2002), die den erfolgreichen Einsatz der IRRT bei einer Patientin mit Bulimia Nervosa beschreibt. Zur Ausweitung des Anwendungsgebietes der IRRT ist weitere Forschung erforderlich.

Entwickelt wurde die IRRT Anfang der 90er Jahre in den USA von Mervin R. Smucker, Ph.D., und Christine V. Dancu, Ph.D. Sie hat in den letzten Jahren immer weitere Verbreitung gefunden. So wurde sie auch im deutschsprachigen Bereich eingeführt (Vetter & Smucker, 1997). IRRT ist keine Intensivtherapie, die für sich stehen kann, sondern sie muss als sinnvolle Ergänzung zu psychodynamischen oder kognitiv-behavioralen Therapieansätzen innerhalb eines psychotraumatologischen Gesamtkonzeptes gesehen werden.

4.2 Theoretische Grundlagen

4.2.1 Überblick

Die IRRT basiert auf breiten theoretischen Grundlagen. Die wichtigsten Elemente, Konzepte und Ansätze, welche einen Beitrag zum Verständnis von IRRT liefern, sind in **Abbildung 4.1** dargestellt. Einige sollen im Folgenden näher erläutert werden.

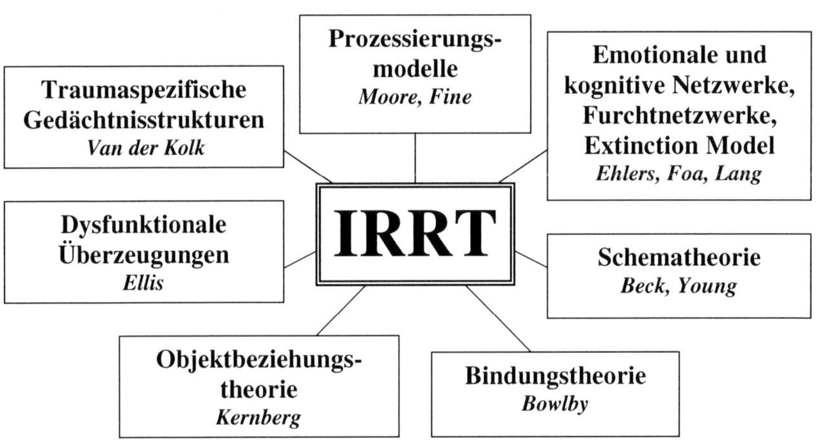

Abbildung 4.1: Theoretische Grundlagen der IRRT

4.2.2 Traumaspezifische Gedächtnisstrukturen

Das traumatische Erleben bleibt in spezifischer Weise im Gedächtnis. Der Grund dafür ist, dass traumatische Ereignisse bei den betroffenen Personen oft „unbeschreibliche Furcht“ auslösen. Das bedeutet, dass die Erfahrungen nicht mit Worten beschrieben werden können und somit nicht auf der sprachlichen Ebene erfasst, geordnet, gespeichert und wieder abgerufen werden. Traumatische Erinnerungen werden demzufolge vorrangig auf der somatosensorischen Ebene abgelegt und enthalten primäre sensorische Stimuli, z. B. visuelle, auditive, kinästhetische und taktile. Sie sind sprachlich nicht oder nur bedingt zugänglich. Wie die Erinnerungen im Gedächtnis enkodiert werden, scheint u. a. vom Alter bei der Traumaerfahrung abzuhängen (Smucker & Dancu, 1999). Bei Kindern werden traumatische Erinnerungen fast ausschließlich bildhaft gespeichert. Van der Kolk und Van der Hart (1991) beschreiben die Entstehung des Traumagedächtnisses folgendermaßen:

> "Trauma stops the chronological clock and fixes the traumatic moment in memory and imagination. Such traumatic memories are not usually altered by the mere passage of time. These traumatic memories become fixed and the intense vehement emotions interfere with their natural processing. These traumatic memories are not organized on a linguistic line." (nach Van der Kolk & Van der Hart, 1991; Smucker & Dancu, 1999, S. 11)

Zusammengefasst ergeben sich nach Van der Kolk und Van der Hart (1991) fünf Probleme bei der Enkodierung und Reproduktion von traumatischen Erinnerungen:

- Die traumatischen Erinnerungen können nicht verbal geschildert werden, ihnen fehlt der narrative und verbale Kontext.
- Sie sind in der Form von lebhaften Empfindungen und Bildern enkodiert, zu denen nur eingeschränkter sprachlicher Zugang besteht.
- Traumatische Erinnerungen sind zustands- und situationsabhängig, d. h. sie werden immer wieder aktiviert, wenn die Person sich in einem ähnlichen körperlichen oder emotionalen Zustand oder in einer ähnlichen Situation befindet, wie in dem Moment, als die ursprüngliche Erinnerung abgelegt wurde.
- Sie können nur schwer assimiliert und integriert werden, weil sie andersartig gespeichert, d. h. von der bewussten Aufmerksamkeit und von der willentlichen Kontrolle abgespalten und damit unter normalen Bedingungen nicht verfügbar sind.
- Traumatische Erinnerungen bleiben oft in ihrer ursprünglichen Form fixiert und verändern sich nicht über die Zeit bzw. durch neue Erlebnisse.

Psychotherapeutische Bemühungen zielen deshalb darauf ab, eine Verbindung zwischen den Fragmenten der sensorischen Komponenten des Ereignisses und dem semantisch-deklarativen Gedächtnis herzustellen, „damit das Ziel, dass der Patient ein Narrativ über sein Trauma entwickeln kann, ohne dabei von Affekten überschwemmt zu werden und ohne dass es zu einem Zerfall der Persönlichkeit in dissoziative Zustände kommt, erreicht werden kann“ (Lamprecht, 2000b, S. 42).

4.2.3 Prozessierungsmodelle

Prozessierungsmodelle als Basis von IRRT erklären, dass die Verarbeitung des Traumas in hierarchisch stufenweise ablaufenden Gedächtnisprozessen erfolgt. Bereits Freud unterschied Primärprozesshaftes vs. Sekundärprozesshaftes in seinen Theorien der psychischen Struktur (Mertens, 1992).

In der IRRT versteht man unter primären kognitiven Prozessen z. B. die Aktivierung von Bildern (Imagination der traumatischen Ereignisse). Anders ausgedrückt umfassen primäre kognitive Prozesse hauptsächlich visuelle und auditive Verarbeitung. Sekundäre kognitive Prozesse basieren dagegen auf schriftlichem oder mündlichem sprachlichen Ausdruck. Für eine erfolgreiche emotionale Verarbeitung des traumatischen Materials wird im IRRT eine Verarbeitung auf beiden Ebenen angestrebt. Primäre Verarbeitung geschieht während der Imaginations- und Reskriptionsphasen. Sekundäre kognitive Prozesse finden in der Regel parallel statt, indem die traumatischen Bilder laut verbal beschrieben werden. Im Imaginations- und Reskriptionsprozess halten Therapeut und Patient das Bild gelegentlich an, sie "frieren" es ein und sprechen über bzw. bewerten die Gedanken und Gefühle des Patienten im Bild. Sie wechseln also während einer Sitzung wiederholt zwischen primären und sekundären kognitiven Verarbeitungsprozessen (Smucker & Dancu, 1999).

4.2.4 Emotionale und kognitive Netzwerke

Zur weiteren Erklärung der PTBS-Symptomatologie haben Informationsverarbeitungstheorien aus der Forschung über Angststörungen weite Verbreitung gefunden. Diese gehen von einer zentralen Rolle emotionaler Netzwerke im Prozess der Traumaverarbeitung aus. Die traumatischen Bilder samt den mit ihnen verbundenen Kognitionen, Schemata und physiologischen und emotionalen Empfindungen sind in einem neuronalen Netzwerk enkodiert. Dieses enthält außerdem Daten über den traumatischen Stimulus und die Reaktionen (*responses*) darauf sowie über die subjektive Bedeutung, die der Betroffene diesen verleiht (Theorie der emotionalen Verarbeitung; Lang, 1977).

Nicht alle Betroffenen entwickeln nach einem traumatischen Ereignis eine PTBS. Die Entstehung von PTBS wird maßgeblich durch eine ungünstige Wahrnehmung des Traumas und eine inadäquate emotionale Verarbeitung des Erlebten begünstigt. In ähnlicher Weise trägt die Reaktion des Betroffenen auf die PTBS-Symptome selbst zur Aufrechterhaltung bzw. zum Verlauf der

Rückbildung der Symptomatik bei (Smucker & Dancu, 1999). Eine nachträgliche emotionale Verarbeitung des traumatischen Ereignisses ist möglich, erfordert aber die möglichst lebhafte und umfängliche Aktivierung des gesamten emotionalen Netzwerkes, einschließlich der visuellen, auditiven und kinästhetischen Empfindungen. Gelingt diese, nehmen die Symptome der PTBS ab (Lamprecht, 2000b; Lang, 1977; Smucker & Dancu, 1999). Darüber, wann die emotionale Verarbeitung eines traumatischen Ereignisses erfolgreich abgeschlossen ist, herrscht keine Einigkeit. Nach Rachmann (1980) ist die emotionale Verarbeitung dann erfolgreich abgeschlossen, wenn der Betroffene an das emotionale Ereignis erinnert werden kann, z. B. darüber reden, es sehen oder hören kann, ohne dadurch extrem verunsichert zu werden, in emotionale Not zu geraten, eigene Anteile abspalten zu müssen oder anderweitig in seinen normalen emotionalen Reaktionen und seinem Verhalten gestört zu werden.

Foa & Kozak (1986) haben Langs Theorie der emotionalen Verarbeitung ausgebaut und einen stärkeren Schwerpunkt auf die kognitive Bedeutung des Traumas gelegt. Sie verstehen emotionale Verarbeitung als die Modifikation von Gedächtnisstrukturen, die den Gefühlen zugrunde liegen. Um die traumatische Erfahrung zu verarbeiten, muss das emotionale Netzwerk mit den zugehörigen Affekten aktiviert und korrektive Information eingefügt werden, die mit den traumatischen Elementen der Angststruktur inkompatibel ist. Das geschieht während der verlängerten Exposition, wenn das Furchtgedächtnis aktiviert wird, ohne das eine objektive Gefahr besteht. Es soll eine physiologische Gewöhnung erzielt werden, die wiederum die Bedeutung der Furchterinnerung verändert und zu einer Modifikation des emotionalen Furcht-Netzwerkes und zur Reduktion der PTBS-Symptomatik führt (vgl. Smucker & Dancu, 1999).

Insbesondere das Angstgedächtnis von Überlebenden sexuellen Missbrauchs in der Kindheit scheint durch die alleinige Anwendung von Exposition allerdings nicht genügend korrektive Informationen zu erhalten, um die sehr stark verfestigten traumabezogenen Überzeugungen und Schemata zu modifizieren (vgl. Smucker & Dancu, 1999). Deshalb nutzt die IRRT in Anlehnung an Becks kognitives Therapiemodell (Beck, 1979; Beck & Freeman, 1990; Beck, Rush, Shaw & Emery, 1992) und Foas Extinction Model (Foa & Kozak, 1986) sowohl Imagination als auch verbale Intervention um das Furchtgedächtnis zu aktivieren und um die sich wiederholenden traumatischen Bilder zusammen mit den Überzeugungen und Schemata zu identifizieren, in

Frage zu stellen und zu verändern. Dazu schlagen Smucker und Dancu (1999) vor, das intrusive Missbrauchsbild selbst aktiv zu modifizieren und z. B. das Opferbild in ein Bewältigungsbild umzuwandeln.

4.2.5 Schematheorie

Ein Schema beschreibt eine Struktur, die den Ereignissen Bedeutung verleiht und hilft, sie wahrnehmungsmäßig zu integrieren. Schemata werden gebildet, um Erfahrungen besser einordnen und verarbeiten zu können (Beck & Freeman, 1990; Van der Kolk & Van der Hart, 1991). Sie können die Traumaverarbeitung erleichtern, erschweren oder werden im Zuge der Traumaverarbeitung selbst erst erzeugt, um danach in vorgenannter Weise zu fungieren.

Neue Erfahrungen werden auf der Basis dieser existierenden Schemata verstanden. Außerdem beeinflussen die gerade aktiven Schemata, wie ein Ereignis verarbeitet wird (Beck & Freeman, 1990). Zum Beispiel wird ein schreckliches Ereignis eher als traumatisch wahrgenommen, wenn die Person in dem Moment müde, krank oder gestresst war, als das Ereignis stattfand. Kann ein Ereignis nicht mit den existierenden subjektiven Schemata über das Selbst, die Welt und soziale Beziehungen in Einklang gebracht werden, gelingt es der Person häufig nicht, dieses zu verarbeiten und zu integrieren. Piaget (vgl. Smucker & Dancu, 1999) beschreibt in seiner Theorie der menschlichen Anpassung und der kognitiven Entwicklung, dass Kinder genauso wie Erwachsene versuchen, ihren Erlebnissen einen Sinn zu geben und sie mittels Assimilation und Akkommodation in ihre existierenden Schemata einzupassen. Um das zu erreichen, werden zum Teil alte Schemata verändert (z. B. aus „Ich bin unverwundbar.“ wird „Mir kann ständig etwas Schreckliches zustoßen.“) oder neue dysfunktionale Schemata entstehen (z. B. „Ich bin böse, deshalb ist mir das passiert.“). Als Beispiele für maladaptive Schemata bei Opfern von Missbrauch und Misshandlung in der Kindheit führen Smucker und Niederee (1995) Hilflosigkeit, Ohnmacht, Misstrauen, Verlassenheit, Hoffnungslosigkeit, Wertlosigkeit, Selbstbeschuldigung, inhärente Schlechtheit und die Überzeugung, nicht liebenswert zu sein, auf. Diese maladaptiven Überzeugungen werden durch wiederholte Erfahrung gefestigt, was eine spätere Korrektur sehr schwierig macht (Smucker & Dancu, 1999). Die Imagination ermöglicht es, die traumagenerierten dysfunktionalen Schemata durch die Augen des traumatisierten Selbst zu visualisieren und sie durch die Augen des aktuellen, überlebenden Selbst anzufechten, zu modifizieren und zu reprozessieren bzw. das traumatische Erlebnis in schon vorhandene adaptive Schemata zu integrieren (Smucker & Niederee, 1995).

Vor allem bei erwachsenen Überlebenden von sexuellem Missbrauch scheinen Ohnmachtschemata den Kern des PTBS-Syndroms zu bilden. Häufig wurde beobachtet, dass sich die während des Traumas erlebte Hilflosigkeit gegenüber dem Täter bzw. dem Geschehen, in einem Ohnmachtschema manifestiert und die Betroffenen in einem Zustand der Lähmung bzw. Taubheit zurückgelassen hat. Diese Ohnmacht erleben die Patient in dem Gefühl des Ausgeliefertseins gegenüber den Flashbacks oder Alpträumen immer wieder. Ziel von Psychotherapie ist es, dem Patienten Zugang zu seinen Fähigkeiten der Kontrolle und Bewältigung zu eröffnen (Smucker & Dancu, 1999). In **Tabelle 4.1** wird eine Auswahl von traumabezogenen kognitiven Schemata dargestellt. Zum einen sind das Schemata, die allgemein durch die traumatische Erfahrung entstehen können, zum anderen Schemata, die speziell bei Patienten, bei denen eine Behandlung mit IRRT indiziert ist, eine Rolle spielen.

In Folge der traumatischen Erfahrung entwickeln die Betroffenen häufig ein negativ verzerrtes Selbstbild (Schema vom Selbst), dessen Korrektur sich oft sehr schwierig gestaltet. Der Patient kennt unter Umständen die Ursache des negativen Selbstbildes, aber da das Trauma verbal nicht vollständig zugänglich ist, kann dieses Selbstbild nicht allein über den verbalen Zugang verändert werden. Nach Beck und Freeman (1990) kann eine Veränderung des durch das Trauma negativ verzerrten Selbstbildes erreicht werden, indem sich der Patient innerhalb der Imagination zurück in die Situation begibt, um die Interaktion und damit auch den Affekt wieder zu aktivieren. Dadurch wird der Prozess der Rekonstruktion verstärkt bzw. erleichtert. Über die Modifizierung des Bildes erhält der Patient korrektive Informationen über sein Selbst und die Bedeutung des Traumas, welche die Verarbeitung des traumatischen Materials fördern (Smucker & Dancu, 1999).

Tabelle 4.1: Traumaspezifische Schemata – eine Auswahl

Allgemeine traumabezogene Schemata	
Überzeugungen über das Selbst und die Welt	Ich verdiene nichts Gutes. Ich bin schlecht. Die Welt ist gefährlich. Mir kann jederzeit wieder etwas zustoßen.
Überzeugungen im Zusammenhang mit traumabezogener Wut, Ärger, Scham oder Schuld	**Wut/Ärger:** Ich wurde von anderen falsch behandelt. Man hätte mir schneller helfen müssen. **Scham:** Ich bin schwach und minderwertig. Ich bin der letzte Dreck. Die anderen sehen mich als Schwächling. **Schuld:** → *Verantwortung*: Ich bin für das, was passiert ist bzw. für das Ergebnis, selbst verantwortlich. → *Angebliche Vorhersehbarkeit*: Ich wusste, dass das passieren würde. Ich habe die Anzeichen ignoriert. → *Moralische Verfehlung*: Ich habe mich moralisch falsch verhalten. (obwohl die Person gar nicht gegen ihre Überzeugungen gehandelt hat) → *Fehlende Rechtfertigung*: Wie ich während des Traumas reagiert habe, hätte objektiv betrachtet ganz anders sein sollen.
Überzeugungen bzgl. der Symptome	Ich werde verrückt. Die Symptome sind schädlich. Ich muss mich schämen. Ich spüre Angst, also muss es in meiner Umgebung tatsächlich Gefahren geben.
Schemata, die speziell in der IRRT eine Rolle spielen	
Ohnmacht/ Vulnerabilität	Die Welt ist ein gefährlicher Ort. Ich bin machtlos, mich selbst vor meiner Umwelt zu schützen. Ich bin machtlos gegenüber meinen Gedanken/Flashbacks.
Bestrafung	Ich bin ein hilfloses Opfer. Ich werde immer ein Opfer sein. Ich werde immer der sein, der ich aufgrund meiner Benachteiligung bin.
Schlecht/ Nicht Liebenswert	Ich bin aus mir heraus schlecht. Ich verdiene es, bestraft zu werden. Es mangelt mir an Freude oder Glück.
Mangelhaft	Ich bin eine gebrochene/fehlerhafte Person. Ich kann niemals normal sein. Andere können sehen, wie unnormal/fehlerhaft ich bin.
Inkompetenz/ Versagen	Ich bin grundsätzlich unterlegen/inkompetent. Nichts was ich jemals tue, ist gut genug. Ich bin ein völliger Versager. Ich kann niemals irgend etwas Positives in meinem Leben schaffen.

Horowitz (1986) stellt die Hypothese auf, dass die Verarbeitung von traumatischem Material erst dann abgeschlossen ist, wenn die kognitiven Schemata soweit verändert sind, dass die neuen Informationen eingegliedert und integriert sind. Bis zu diesem Zeitpunkt seien sozusagen noch Prozesse „offen“ und eine Vervollständigungstendenz (completion tendency) führe dazu, dass unintegriertes Material immer wieder auftaucht. Die Integration wird oft durch Prozesse der Taubheit, Verdrängung, Verleugnung, Amnesie oder dissoziativen Strategien verhindert, welche nach Horowitz Schutzmechanismen für den Betroffenen sind, die ihn vor Informationsüberlastung und der Überschwemmung mit negativen Gefühlen im Zusammenhang mit dem Trauma, schützen. Im Rahmen der IRRT wird eine Integration des traumatischen Materials angestrebt, um die Verarbeitung der traumatischen Erinnerungen abzuschließen und eine Modifikation der traumabezogenen Schemata zu ermöglichen.

4.2.6 Objektbeziehungstheorie

Die Wurzeln der IRRT sind zwar hauptsächlich in den kognitiven Theorien der emotionalen Traumaverarbeitung zu finden, allerdings bestehen auch Verbindungen mit Aspekten der Objektbeziehungs- und Bindungstheorie. Die Objektbeziehungstheorie (Ford, Fisher & Larson, 1997; Henry, Schacht & Strupp, 1990; Kernberg, 1997) bildet den theoretischen Hintergrund dafür, dass im Rahmen der IRRT internalisierte Objekte stützender Art entwickelt werden. Diese können das Erwachsenen-Ich, Elternintrojekte oder variierende Helferintrojekte sein. Deren Etablierung baut eine therapeutisch nutzbare Objektbeziehung mittels Imagination auf. Nachfolgend wird der Introjektbegriff beschrieben (Abbildung 4.2).

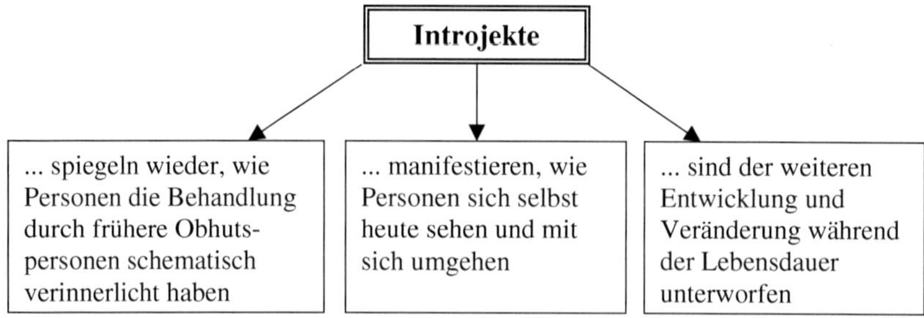

Abbildung 4.2: Introjektbegriff

Ziel der IRRT bei Erwachsenen mit sexuellen Missbrauchserfahrungen in der Kindheit ist es, ein positives Therapeutenintrojekt zu entwickeln. Dieses kann die Grundlage für neue Erfahrungen und für den Aufbau neuer Schemata sein und die inneren feindlichen Introjekte (i. d. R. ein negatives Elternintrojekt) angreifen bzw. ersetzen. Das positive Therapeutenintrojekt wirkt beruhigend auf die psychische Struktur des Patienten. Wenn es der Patient in sein Selbstschema einbaut, kann er damit neue Fähigkeiten entwickeln, sich selbst zu beruhigen und für sich zu sorgen (Selbstfürsorge) (Smucker & Dancu, 1999).

4.2.7 Bindungstheorie

Die Bindungstheorie (Bowlby, 2001) versteht Psychotherapie als einen Prozess der Neubewertung und der Um- bzw. Überarbeitung von inadäquaten, dysfunktionalen, veralteten schematischen Modellen des Selbst und der Beziehungsfiguren. Der Therapeut muss eine verlässliche und sichere Basis aufbauen, von der aus der Patient den beschwerlichen Weg der Umarbeitung seiner internalen Arbeitsmodelle beginnen kann (Bretherton, 1987). Dieser Aufbau von Sicherheit in der therapeutischen Beziehung wird durch sicherheitsentwickelnde und stabilisierende Interventionen auf der Basis von Imagination, z. B. Safe Place, durchgeführt (Stabilisierungsphase). In der IRRT muss der Therapeut gewissermaßen eine Beziehung aufbauen, die als Anker dient und auf deren Grundlage der Patient seine ungelösten traumatischen Erinnerungen aufarbeiten, d. h. wiedererleben und verarbeiten kann. In der Therapie erfolgt dann ein Wechsel von der sicheren therapeutischen Beziehung (Basis) zu angstauslösenden Bildern aus dem traumatischen Material des Patienten und zurück (Smucker & Dancu, 1999).

4.3 Zusammenfassung der theoretischen Grundlagen der IRRT

Ausgangspunkt der Traumabehandlung sind die besonderen Eigenschaften der traumatischen Erinnerung bzw. des Traumagedächtnisses. Die Erinnerung ist in Fragmenten gespeichert, zu großen Teilen unbewusst und nur bedingt sprachlich zugänglich (Van der Kolk & Van der Hart, 1991). Aus diesem Grund wählt die IRRT einen imaginativen, vorrangig nicht-sprachlichen Zugang zu der Traumaerinnerung. Die PTBS entsteht in einem komplexen Prozess mit Ausgangspunkt der traumatischen Erfahrung, jedoch v. a. durch die Reaktion, die darauf folgt und die subjektive Bedeutungszuschreibung, die der Patient dem

Trauma gibt. Die Therapie setzt deshalb an der Reaktion des Patienten und an der emotionalen Verarbeitung an und versucht, die emotionalen Netzwerke zu verändern. Das Netzwerk, in welchem die sensorischen, verbalen und emotionalen Komponenten des Traumas zzgl. der entstandenen dysfunktionalen Schemata abgelegt sind, wird mittels Imagination aktiviert und modifiziert (Beck, 1979; Beck & Freeman, 1990; Beck, Rush, Shaw & Emery, 1992; Foa & Kozak, 1986; Grey, Young & Holmes, 2002; Lamprecht, 2000b; Lang, 1977; Smucker & Dancu, 1999; Smucker & Niederee, 1995).

Die Behandlung mit IRRT umfasst demzufolge zwei Bereiche: Zum einen werden die Traumaerinnerungen in Form von Flashbacks, Alpträumen u. a. mittels *verlängerter imaginativer Exposition* bearbeitet und zum anderen werden die traumagenerierten, pathogenen Kognitionen und Kernschemata modifiziert. Durch die Exposition wird die traumatische Erinnerung immer wieder aktiviert und die Gefühle werden wiedererlebt, bis mit der Zeit eine Habituation und Besserung der Symptomatik eintritt. Allerdings erfolgt der Einsatz der Exposition in der IRRT nicht vorrangig, um eine Habituation zu erreichen, sondern um belastende Kognitionen zu identifizieren und zu modifizieren, d. h. um die kognitive Umstrukturierung zu unterstützen und korrektive Informationen zu entwickeln. Obwohl ein großer Anteil von Traumapatienten von der Expositionsbehandlung profitiert, kann bei einem signifikanten Prozentsatz der Patienten durch den alleinigen Einsatz von Expositionsbehandlung keine Besserung erzielt werden (Grunert, Smucker, Weis & Rusch, 2003). Studien (Grunert et al., 2003; Smucker, Grunert & Weis, 2003) bestätigen, dass das Hinzufügen von kognitiven Umstrukturierungselementen zur Expositionstherapie die Behandlungseffekte verstärken kann, vor allem wenn Furcht nicht die primäre Emotion ist.

Eine Modifikation der Schemata wird in der IRRT erzielt, indem Imaginationen von persönlicher Stärke und Selbstunterstützung erzeugt werden. Dazu wird z. B. die *Substitutionstechnik* (Van der Hart, Steele, Boon & Brown, 1995) eingesetzt. Hierbei wird das ursprüngliche Trauma akzeptabler gemacht, indem der Inhalt der traumatischen Erinnerung selbst verändert wird. Das, was tatsächlich passiert ist und das, was man sich gewünscht hätte, muss nebeneinander existieren können, damit die Substitution nicht zu Verdrängung führt. Bei traumatischen Ereignissen mit einem Täter darf der Einsatz von Substitutionstechniken nur vorsichtig erfolgen, damit sie vom Patienten nicht als eine „Verniedlichung“ des Verbrechens aufgefasst wird. So kann der Patient z. B. ermutigt werden, in der Imagination den Täter zu stoppen, ihm gegenüber seinen Ärger auszudrücken oder ihm symbolisch das anzutun, was er ihm während oder nach dem aktuellen Trauma gewünscht hatte. Die ursprünglich frustrierende traumatische Situation kann in der Imagination auch anderweitig zu einem befriedigenden Abschluss gebracht werden. Damit werden dem Patienten neue Erfahrungen der Kontrolle, Fürsorge und Bewältigung ermöglicht (Boos; 2005; Grunert, Smucker, Weis & Rusch, 2003; Smucker & Dancu, 1999; Smucker & Niederee, 1995; Taylor, 2006).

Der Patient entwickelt neue, funktionale Introjekte, die eine Basis für die Therapie bilden und ihn versorgen und unterstützen (Ford, Fisher & Larson, 1997; Henry, Schacht & Strupp, 1990; Kernberg, 1997). Zudem werden seine inneren Modelle bzgl. Bindungen und Beziehungen verändert (Bretherton, 1987). Es lassen sich die folgenden vier Hauptkomponenten zusammenfassen (Grunert, Smucker, Weis & Rusch, 2003), welche in der Behandlung mittels IRRT zum Einsatz kommen:

1. *Verlängerte imagniative Exposition*: das Traumagedächtnis zzgl. der emotionalen und sensorischen Komponenten wird mittels angeleiteter Erinnerung zugänglich gemacht
2. *Imaginationsreskription*: die traumatischen Opfer-Imaginationen werden durch funktionale Bewältigungsimaginationen ersetzt
3. *Selbstberuhigungs-/Selbstfürsorgeimagination*: bildhafte Vorstellungen werden entwickelt, in denen das traumatisierte Selbst vom überlebenden Selbst beruhigt, versorgt und unterstützt wird
4. *Emotional-kognitive/sprachliche Verarbeitung*: die Umwandlung der traumatischen Bilder und der damit in Zusammenhang stehenden Emotionen in Worte, wobei ungünstige, durch das Trauma entstandene Annahmen und Schemata in Frage gestellt und modifiziert werden

4.4 Ziele der IRRT

Hauptziel der IRRT ist die Reduktion der klinischen Symptome der PTBS. Bei einer erfolgreichen Behandlung mittels IRRT werden die Symptome der physiologischen Übererregung reduziert und die intrusiven posttraumatischen Stresssymptome (z. B. wiederkehrende Flashbacks und Alpträume) neutralisiert. Die Fähigkeit, sich v. a. in Zeiten besonderen emotionalen Stresses selbst zu beruhigen, zu besänftigen und für sich selbst zu sorgen, wird entwickelt bzw. verbessert (Entwicklung von Copingstrategien). Außerdem werden maladaptive traumabezogene Überzeugungen und Schemata hinterfragt und modifiziert, indem das Opferbild durch Bewältigungs- und Stärkekognitionen ersetzt wird und zwischen Therapeut und Patient eine sichere therapeutische Beziehung entsteht, welche die Veränderung von Introjekten unterstützt (z. B. Ersetzen eines feindlichen Introjekts mit dem positiven beruhigenden Therapeutenintrojekt). Letztendlich ist das Ziel von IRRT, dem Patienten zu helfen, den traumatischen Erfahrungen eine positive existentielle Bedeutung zu verleihen und sich selbst als erfolgreichen Überlebenden statt als Opfer zu sehen (Smucker & Dancu, 1999). Die folgende **Abbildung 4.3** stellt die Ziele der IRRT im Überblick dar.

• **Physiologische Übererregung**	↓
• **PTBS-Symptome (Flashbacks, Alpträume)**	↓
• **Fähigkeit zur Selbstberuhigung & -fürsorge**	↑
• **Traumabezogene maladaptive Schemata & Überzeugungen**	↓
• **Bewältigungs- & Stärkeimaginationen**	↑
• **Sichere therapeutische Beziehung (positive Introjekte)**	↑

Abbildung 4.3: Ziele von IRRT

4.5 Vom Typ II-Trauma-Therapeutikum zum Typ I-Trauma-Therapeutikum

Ziel dieses Buches ist es, prinzipielle Anwendungsmöglichkeiten von IRRT für Typ I-Traumata aufzuzeigen und zu beschreiben. Die nachfolgenden Ausführungen stellen Wesen und Inhalt von Typ I- und Typ II-Traumata gegenüber und fassen thesenartig die Übertragbarkeitsregeln der IRRT-Methode zusammen.

Typ I-Traumata sind unerwartete, isolierte traumatische Ereignisse, die eine begrenzte Zeit dauern. Während des traumatischen Ereignisses dominieren Gefühle von Angst, Ohnmacht und Hilflosigkeit. Die Betroffenen haben oft sehr detaillierte Erinnerungen an das Trauma, welche sie in Form von intrusiven Flashbacks oder Alpträumen wiedererleben. In Folge des Traumas entwickeln die Betroffenen oft eine typische PTBS-Symptomatik (Wiedererleben, Vermeidung, Übererregung). Eine schnelle Genesung ist wahrscheinlicher als nach Typ II-Traumata.

Im Kontrast dazu sind Typ II Traumata länger andauernd und enthalten in der Regel eine Serie von erwarteten, wiederholten traumatischen Ereignissen. Anfangs wird das Trauma als Typ I-Stressor erlebt, aber da es sich wiederholt, erwartet und fürchtet der Betroffene sein Auftreten mit der Zeit. Die Hilflosigkeit, das Trauma nicht verhindern zu können, wird in der Regel als sehr stark erlebt. Die Betroffenen distanzieren sich innerlich vom Erlebten, häufig entsteht eine dissoziative Störung. Ein Typ II-Trauma führt in der Regel zu einer stärkeren negativen Verformung der Selbst- und Weltschemata und ist mit intensiven Gefühlen von Scham, Schuld, Wertlosigkeit, Liebesunfähigkeit, Misstrauen, Hilflosigkeit und Hoffnungslosigkeit verbunden. Es entstehen oft komplexe und chronische PTBS-Erkrankungen, die mit anderen psychischen Störungen, wie Substanzmissbrauch, Essstörungen, affektiven Störungen, Persönlichkeitsstörungen, Beziehungsstörungen u. a. verbunden sein können (Smucker & Dancu, 1999; Terr, 1991). In **Tabelle 4.2** sind die Merkmale von Typ I- und Typ II-Traumata gegenübergestellt.

Tabelle 4.2: Typ I- und Typ II-Traumata

Typ I-Trauma
• ... ist ein unerwartetes, isoliertes traumatisches Ereignis von beschränkter Dauer. → Beispiele: körperlicher Angriff, bewaffneter Überfall, Entführung, Vergewaltigung, Industrieunfall, Autounfall, Naturkatastrophe • Das traumatische Ereignis prägt sich in deutlichem Detail im Gedächtnis des Betroffenen ein. • Häufig entstehen traumaspezifische Ängste sowie negative Einstellungen bzgl. der Menschen, dem Leben und der Zukunft und Fragen nach den Ursachen für das traumatische Ereignis bzw. die Suche nach Möglichkeiten, wie man es hätte vorhersehen oder verhindern können, drängen sich auf. • Das Typ I-Trauma hat oft typische PTBS-Symptome in Form von aufdringlichen Erinnerungen, Vermeidung und Übererregung zur Folge. • Eine schnelle Genesung ist wahrscheinlicher als beim Typ II-Trauma.
Typ II-Trauma
• ... besteht aus einer Serie von wiederholten, variablen, chronischen traumatischen Ereignissen oder einem lang andauernden traumatischen Ereignis. • Typ II-Traumata sind in der Regel menschlich verursacht. → Beispiele: andauernder körperlicher oder sexueller Missbrauch, regelmäßige Gewalt in der Partnerschaft, Kriegshandlungen • Die Erinnerungen sind oft verschwommen und aufgrund der inneren Distanzierung von dem traumatischen Ereignis (häufig Dissoziation) nur punktuell vorhanden. • Anfangs als Typ I-Stressor erlebt, werden die traumatischen Situationen mit der Zeit erwartet und gefürchtet. Es entwickeln sich Hilflosigkeit und das starke Gefühl, das Trauma nicht verhindern zu können. • Das Trauma begünstigt die Entstehung von negativen Schemata über das Selbst, die Welt und Beziehungen. Es ist mit Gefühlen von Schuld, Scham, Wertlosigkeit, Liebesunfähigkeit, Misstrauen u. a. verbunden. Häufig entwickeln sich tiefgreifende Persönlichkeitsstörungen. • Die traumatische Störung resultiert wahrscheinlich auch aus den langandauernden intrapersonalen und interpersonalen Problemen (z.B. zunehmende Distanz zu anderen, beschränkte Anzahl von Affekten, emotionale Labilität). • Oft leiden Typ II-Traumapatienten auch durch Symptome der Dissoziation, Leugnung, emotionalen Taubheit, des sozialen Rückzugs, Alkoholismus, dem Gebrauch anderer süchtig machender Substanzen u. a. Diese Reaktionen stellen Schutz- und Bewältigungsversuche durch Abwehr dar, welche jedoch die Therapie erschweren können. Es kann ebenso gegen sich selbst gerichtete Aggressivität auftreten. • Die Entstehung einer komplexen chronischen PTBS ist wahrscheinlich. • Die Genesung gelingt schlechter als beim Typ I-Trauma.

Was ist bei der Anwendung von IRRT bei Typ I-Traumapatienten anders und daher zu beachten?

Diese Überlegungen dienen zur Übertragung der IRRT-Methode auf die Behandlung von Typ I-Traumapatienten. Sie stellen einen ersten Versuch dar, dafür thesenartig Überführungsprinzipien bzw. Anwendungsregeln zu formulieren. Es folgen acht Thesen zur Überführung von IRRT als Typ II-Trauma-Therapeutikum zu einem Typ I-Trauma-Therapeutikum (zur Erläuterung der nachfolgenden Begriffe siehe Kapitel 5.1).

1) *Die Behandlungselemente der IRRT sind sehr spezifisch für Typ II-Traumata definiert, bei denen die Traumaüberlebenden zum Zeitpunkt der Traumatisierung jünger bzw. Kinder waren. Insbesondere die Traumatisierung durch Menschen über längere Zeiträume sowie die wiederholte Hilflosigkeitserfahrung der Betroffenen werden therapeutisch aufgegriffen. Die Originalmethodik der IRRT kann deshalb nicht in allen Elementen und bei allen Formen eines Typ I-Traumas übertragen werden.*

2) *Analog der Exposure-Technik ist die Imagination bzw. die verlängerte Imagination (Exposition) der Traumaerfahrung bzw. des Traumagedächtnisses bei Typ I- und Typ II-Trauma in gleicher Weise vorzunehmen.*

3) *Bei den Verursachern des Typ I-Traumas handelt es sich oftmals nicht um Personen, sondern um Ereignisse, Objekte und traumatische Situationszusammenhänge, deren Beeinflussbarkeit auf der Vorstellungsebene vom Patienten als unwahrscheinlich angesehen werden kann (Zufallscharakter der katastrophenartigen Ereignisse). Dadurch ist die Rescripting-Phase der Therapie problematischer. D. h. die kognitiven Umstrukturierungsinterventionen durch hinzukommende Introjekte und deren funktionale Anteile bei der Bewältigungsimagination der traumatischen Gedächtnisbilder müssen anders gestaltet werden.*

4) *Auch in der zweiten therapeutischen Intervention der Traumaverarbeitung (Processing) gibt es daraus folgend Besonderheiten. Naturereignisse und akzidentielle Ereignisse sind schwieriger durch mit der Person des Patienten verbundene Stärke- und Bewältigungsimaginationen in Verbindung zu bringen. Deshalb müssen Traumagedächtnis, Stärke- und Bewältigungsimaginationen, Hilfsintrojekte, Selbstberuhigungs- und Selbstfürsorgeimaginationen sehr traumaspezifisch modifiziert oder sogar weggelassen werden. Zum Beispiel kann es sinnvoll sein, dass die betroffene Person sich das Traumageschehen nicht als Betroffener, sondern als Beobachter aus sicherer Distanz vorstellt (Screeningtechnik).*

5) *Die Modifikation der Rescripting & Reprocessing-Phase für das überlebende Selbst bedeutet in jedem Falle eine realistische Veränderung und Bewältigung zu imaginieren, die Rolle des Hilflosen und Ohnmächtigen aufzugeben und bedingte Kontrolle, Stärke und Überlebensfähigkeit zu imaginieren.*

6) *Die Spezifik der Typ II-Traumabehandlung, die in der Heilung des inneren traumatisierten Kindes besteht, findet bei Typ I-Traumatisierten keine Anwendung, da das Erwachsenen-Selbst von dem Trauma betroffen wurde.*

7) *Die typischen Imaginationen hinzutretender Introjekte (z. B. Erwachsenen-Selbst) können bei der Anwendung von IRRT bei Typ I-Trauma nicht verwendet werden. Anstelle dieser werden Introjekte des überlebenden Selbst imaginiert.*

8) *Das überlebende Selbst hat bei der Anwendung von IRRT auf Typ I-Traumatisierte die Aufgabe, das traumatisierte Selbst in Sicherheit (Distanz zum Geschehen) zu bringen und es in der Bewältigung zu unterstützen (Selbstberuhigung- und Selbstfürsorgeimagination). Dabei können auch negative Gefühle und Schemata der Schuld beim Traumapatienten bearbeitet werden.*

Die Besonderheiten bei der Überführung von IRRT als Typ II-Trauma-Therapeutikum zu einem Typ I-Trauma-Therapeutikum werden im Folgenden nochmals kurz zusammengefasst. Da die IRRT bzgl. der Verursachung und Bewältigung der Traumaerfahrung sehr spezifisch auf Typ II-Traumata zugeschnitten ist, müssen wesentliche Elemente der Therapie an die Merkmale von Typ I-Traumata angepasst werden. Lediglich die (verlängerte) Exposition kann direkt übertragen werden.

Zum einen können die katastrophenartigen Ereignisse, die Typ I-Traumata zugrunde liegen, vom Betroffenen als kaum beeinflussbar oder veränderbar angesehen werden. Deshalb muss die Imagination von Stärke- und Bewältigungsbildern sehr traumaspezifisch angepasst werden, damit der Betroffene sie als realistisch erleben kann. Zum anderen besteht das Ziel der IRRT bei Typ I-Traumata nicht in der Heilung des inneren Kindes, da das Trauma dem Erwachsenen-Selbst zugestoßen ist. Stattdessen wird das Eingreifen des überlebenden Selbst imaginiert, welches das traumatisierte Selbst in Sicherheit bringt und es beruhigt, versorgt und unterstützt. Die Überführungsregeln werden im Anhang anhand von Fallbeispielen beschrieben.

5 IRRT-Manual für Typ I-Trauma

5.1 Grundlegender Behandlungsabriss

5.1.1 Allgemeiner Aufbau der IRRT

Der Imagery Rescripting and Reprocessing Therapy geht eine ausführliche Diagnostik und Behandlungsabklärung voraus. Ist IRRT indiziert, bekommt der Patient eine kurze Einführung darüber, was IRRT ist, wie die Behandlung aufgebaut ist und wie sie wirkt. Erst dann wird mit den eigentlichen Imagery-Rescripting-Sitzungen begonnen. Der Patient wird nach seiner eindrücklichsten und quälendsten Traumaerinnerung gefragt, welche dann in der Regel auch zuerst bearbeitet wird. Die Traumaarbeit innerhalb der IRRT ist in drei Phasen gegliedert.

Phase 1: Imaginative Exposition

Während der ersten Phase der imaginativen Exposition ruft der Patient visuell die gesamte traumatische Episode wieder hervor und durchlebt die traumatischen Bilder zusammen mit den assoziierten Emotionen, Kognitionen und physischen Empfindungen in ihrer ursprünglichen Form. Ziel ist, möglichst lebhafte Bildern der traumatischen Situation zu aktivieren. Der Therapeut unterstützt den Patienten und hilft ihm, die Gedanken und Gefühle herauszuarbeiten.

Phase 2: Aufbau von Stärke- und Bewältigungsbildern (Rescripting & Reprocessing)

Die zweite Phase beginnt wie die erste Phase mit der imaginativen Exposition. Der Patient beschreibt die Traumaerinnerung erneut, bis diese ihre höchste emotionale Belastung erreicht, was einem hohen Level auf der Skala der Subjective Units of Discomfort (SUD, Skala von 0 bis 100 bzw. in Deutschland auch oft von 0 bis 10) entspricht. An diesem Punkt wird die Imagination angehalten und das überlebende Selbst, d. h. der Patient in seinem aktuellen Zustand, der die traumatisierenden Einwirkungen schon überstanden hat, tritt in das Geschehen ein. Es verändert die traumatischen Bilder in der Imagination so, dass das Trauma für das traumatisierte Selbst einen günstigeren Ausgang nimmt und das traumatisierte Selbst aus der traumatischen Situation befreit wird. Es findet ein Reskriptionsprozess statt, der es dem Patienten ermöglicht, Stärke-

und Bewältigungsbilder aufzubauen. Indem das überlebende Selbst die Situation verändert und bewältigt, verlässt es die Rolle des hilflosen und ohnmächtigen Opfers und erlebt Kontrolle, Stärke und Überlegenheit. Der Therapeut nimmt eine indirekte Rolle ein. Er nutzt das Paraphrasieren, Verbalisieren von Gefühlen und den sokratischen Dialog, um den Patienten durch die Phase zu begleiten und den Bewältigungsprozess zu initiieren, ohne aktiv einzugreifen.

Phase 3: Imagination von Selbstberuhigung und Selbstfürsorge

Nachdem das überlebende Selbst die traumatische Situation erfolgreich bewältigt und das traumatisierte Selbst in Sicherheit gebracht hat, wird zur dritten Phase übergegangen. Im Mittelpunkt steht die Interaktion zwischen dem traumatisierten Selbst und dem überlebenden Selbst. Das traumatisierte Selbst wird vom überlebenden Selbst in der Imagination liebevoll beschützt, beruhigt, unterstützt und versorgt. Zu Beginn der Therapie ist die Beziehung zwischen dem früheren und dem aktuellen Selbst durch Schuldvorwürfe, Scham o. ä. Gefühle möglicherweise gestört bzw. kann nur schwer aufgebaut werden. Diese negativen Gefühle und Vorwürfe werden zugelassen und verbalisiert. Im Verlauf der Therapie entwickelt das überlebende Selbst durch die enge Interaktion ein besseres Verständnis für das traumatisierte Selbst, dessen damalige Handlungen, Emotionen und Bedürfnisse. Der Patient wird fähig, den Schmerz seines früheren Selbst nachzuempfinden und zu fühlen. Er begreift sich in seiner eigenen Bedürftigkeit und lernt, sich selbst zu beruhigen sowie Fürsorge für sich auszuüben bzw. sich anzunehmen. Im Idealfall findet eine sukzessive Veränderung der negativen Selbstschemata und eine Integration bisher abgespaltener Anteile statt. Außerdem kann das überlebende Selbst dem traumatisierten Selbst realistischere Annahmen über das Trauma, dessen hauptsächliche Verursachung und die Traumafolgen näher bringen.

Das Ziel der dritten Phase ist erreicht, wenn das traumatisierte Selbst sich sicher, angenommen, versorgt und mit dem aktuellen Selbst verbunden fühlt. Die Aufgabe des Therapeuten besteht wie in der zweiten Phase darin, den Patienten in der Imagination nicht-direktiv zu begleiten und ihn zu ermutigen, mit dem traumatisierten Selbst zu interagieren.

Aufteilung der Phasen auf die IRRT-Behandlung

In der ersten Hälfte der IRRT (Sitzung 1 bis 5) werden in jeder Sitzung alle drei Phasen nacheinander durchlaufen. Der Patient imaginiert und beschreibt eine spezifische Traumaerinnerung, verändert diese bzw. strukturiert sie kognitiv um und tritt anschließend in Interaktion mit dem traumatisierten Selbst. Nach der fünften Sitzung sollte in der Regel das Angstniveau gesunken und der Patient in der Lage sein, Bewältigungs- und Fürsorgeimaginationen zu imaginieren. Wenn die intrusiven Erinnerungen und die Angst verschwunden bzw. auf ein aushaltbares Maß zurückgegangen sind (SUD von 20 oder 30 bzw. 2 oder 3), kann zur zweiten Hälfte der IRRT (Sitzung 6 bis 10) übergegangen werden. Diese konzentriert sich ausschließlich auf die dritte Phase der liebevollen Selbstunterstützung und Selbstfürsorge.

Bei Typ I-Traumapatienten genügt unter Umständen die Durchführung von nur einer Imagery-Rescripting-Sitzung. Liegen mehrere Traumaepisoden vor oder handelt es sich um eine chronische Traumatisierung, dauert die IRRT in der Regel länger. Vor allem die Imagination von Selbstberuhigung und Selbstfürsorge in der direkten Interaktion mit dem traumatisierten Selbst, fällt diesen Patienten oft schwer. Grund dafür sind zum einen die in der Regel stark ausgeprägten negativen Selbstschemata, Schuldvorwürfe u. a. und zum anderen die Tatsache, dass häufig mehrere schlimme Einzelereignisse modifiziert werden müssen, bevor die PTBS-Symptomatik erfolgreich reduziert ist.

Bei der Behandlung jeder einzelnen traumatischen Erinnerung werden die drei Imagery-Rescripting-Phasen neu durchlaufen, wobei es dem Patienten im Laufe der Therapie normalerweise immer leichter fällt, Imaginationen von Bewältigung, Stärke und Selbstfürsorge zu entwickeln. Dadurch wird die benötigte Anzahl von Sitzungen für die Bearbeitung einzelner Traumaepisoden im Laufe der Therapie geringer. Die nachfolgende **Tabelle 5.1** zeigt, wie IRRT auch bei der Behandlung von Typ I-Traumapatienten erfolgreich angewandt werden kann. Es werden die IRRT-Phasen und die Therapeutenrolle beschrieben.

Tabelle 5.1: IRRT-Phasen und Beschreibung der Therapeutenrolle

<table>
<tr><td colspan="2">Phase 1: Imaginative Exposition</td></tr>
<tr><th>Ziel</th><th>Vorgehen</th></tr>
<tr><td>• möglichst lebhafte Bilder der traumatischen Situation aktivieren
• Habituation</td><td>• das traumatische Geschehen in der Gegenwartsform beschreiben;
• die gesamte traumatische Episode wird zusammen mit den assoziierten physischen Empfindungen, Kognitionen und Emotionen wiedererlebt</td></tr>
<tr><td colspan="2">Phase 2: Aufbau von Stärke- und Bewältigungsbildern</td></tr>
<tr><th>Ziel</th><th>Vorgehen</th></tr>
<tr><td>• Entwicklung von Stärke- und Bewältigungsimaginationen
• Gefühle der Kontrolle, Stärke und Überlegenheit erleben</td><td>• erneute Visualisierung der Primärerfahrung;
• das überlebende Selbst betritt in der Imagination am Punkt der höchsten emotionalen Belastung die traumatische Situation, verändert (Rescripting) und bewältigt (Reprocessing) diese und
• befreit das traumatisierte Selbst aus der Situation</td></tr>
<tr><td colspan="2">Phase 3: Imagination von Selbstberuhigung und Selbstfürsorge</td></tr>
<tr><th>Ziel</th><th>Vorgehen</th></tr>
<tr><td>• Entwicklung von selbstberuhigenden und fürsorglichen Bildern
• Verständnis für das traumatisierte Selbst und Integration abgespaltener Anteile
• Veränderung negativer Selbstschemata</td><td>• direkte „liebevolle“ Interaktion des überlebenden Selbst mit dem traumatisierten Selbst in einer beruhigenden und fürsorglichen Weise;
• negative Gefühle gegenüber dem traumatisierten Selbst werden zugelassen und bearbeitet;
• im Laufe der Interaktion entwickelt das überlebende Selbst Verständnis für das traumatisierte Selbst und
• gibt ihm liebevolle Unterstützung und emotionalen Beistand</td></tr>
<tr><td colspan="2">Rolle des Therapeuten während der drei Phasen</td></tr>
<tr><td colspan="2">• unterstützend und begleitend
• nicht-direktiv
• hilft Gedanken und Gefühle herauszuarbeiten
• nutzt das Paraphrasieren, Verbalisieren von Gefühlen und den sokratischen Dialog
• keine Suggestion von nicht vorhandenen Erinnerungen
• keine Suggestion eigener Bewältigungs- oder Selbstberuhigungsbilder
• gibt ausreichend Zeit, die Phasen zu durchlaufen</td></tr>
</table>

5.1.2 Dauer und Häufigkeit der Sitzungen

Das Standardbehandlungsprogramm der IRRT sieht nach Diagnostik und Vorbesprechung ca. zehn Behandlungseinheiten von 1½ bis 2 Stunden und mindestens zwei Nachkontrollsitzungen vor. In Abhängigkeit der Rückmeldungen zum Therapieprozess kann sowohl eine Verlängerung als auch eine Verkürzung der notwendigen Sitzungsanzahl erfolgen. Ebenso sind Abstand und Dauer der Sitzungen variabel und individuell auf die Bedürfnisse des Patienten abzustimmen. Es empfiehlt sich, die Imagery-Rescripting-Sitzungen in ein- oder zweiwöchigem Rhythmus durchzuführen. Es ist von Vorteil, wenn man sich am Anfang der Behandlung häufiger (z. B. ein- bis zweimal wöchentlich) treffen kann und die Abstände zwischen den Sitzungen später vergrößert. Die Nachkontrollsitzungen sollten ein bzw. drei Monate nach Behandlungsabschluss stattfinden.

5.1.3 Vorgehen innerhalb der Sitzungen

Zu Beginn jeder Imagery-Rescripting-Sitzung wird die Stimmung des Patienten und die Veränderung seiner Affektlage seit der letzten Sitzung eingeschätzt. Die Hausaufgabenprotokolle (siehe Anhang C) werden bearbeitet und es wird überprüft, ob der Patient bei der Ausführung der Hausaufgaben Schwierigkeiten hatte. Der Therapeut fragt nach Flashbacks und Alpträumen, welche seit der letzten Sitzung aufgetreten sind. Häufigkeit, Intensität und Inhalt werden im Flashbackprotokoll (siehe Anhang C) protokolliert.

Den größten Anteil der Sitzung nimmt die eigentliche Imaginations- und Reskriptionsarbeit (kognitive Umstrukturierung) ein. Der Patient beschreibt seine traumatische Erinnerung in der Gegenwartsform (Phase 1: Imaginative Exposition) und bezieht das Geschehen auf sich selbst in der ersten Person (z. B. „Das Auto fährt jetzt direkt auf mich zu.“). Dann beschreibt er dieselbe Erinnerung ein zweites Mal, allerdings wird die Imagination diesmal verändert (Phase 2: Aufbau von Stärke- und Bewältigungsbildern und Phase 3: Imagination von Selbstberuhigung und Selbstfürsorge). Während der gesamten Imaginationsphase erfasst der Therapeut ca. alle zehn Minuten das SUD-Niveau des Patienten. Der Imagery-Rescripting-Prozess sollte so wenig wie möglich unterbrochen werden. Äußert der Patient während der Imaginations- und Reskriptionsarbeit Fragen, können diese in der Nachbearbeitungszeit beantwortet werden.

Wenn möglich sollte die Imagery-Rescripting-Phase aufgenommen und dem Patienten mit nach Hause gegeben werden, damit er sie sich im Zuge der Hausaufgaben täglich anhören kann. Das wiederholte Anhören bewirkt eine zunehmende Habituation und eine Festigung der Stärke-, Bewältigungs-, Selbstberuhigungs- und Selbstfürsorgebilder. Es wird empfohlen, dem Patienten die Wahl von Medium und Format, wie Audiokassette, Audio-CD oder MP3, für die aufgezeichnete Sitzung zu überlassen, da auf Grund der technischen Weiterentwicklung und unterschiedlicher Vorraussetzungen des Patienten keine allgemeingültige Empfehlung ausgesprochen werden kann. Gegebenenfalls ist der Patient dazu anzuleiten, ein eigenes Gerät bzw. Medium für die Aufnahme mitzubringen.

Sobald die Imaginationsphase beendet ist, kann der Therapeut mit dem Patienten den Post-Imagery-Questionnaire (PIQ; siehe Anhang C) durchführen. Dieser dient der direkten Rückmeldung des Patienten über die Verschiebung der kognitiven Schemata in der soeben abgelaufenen Imaginationssitzung. In den Sitzungen 1 bis 5 wird der PIQ-A, in den Sitzungen 6 bis 10 sowie den Nachkontrollsitzungen wird der PIQ-B verwendet. Des weiteren werden die in der Imaginations- und Reskriptionsarbeit aufgetretenen Reaktionen besprochen und der Therapeut geht auf die Fragen und Sorgen des Patient ein.

Zum Abschluss der Sitzung werden die Hausaufgaben bis zur nächsten Sitzung festgelegt, das können z. B. das tägliche Anhören der Aufnahme von der letzten Sitzung, gegebenenfalls das Schreiben eines Traumabriefes und das Protokollieren von Versuchen zur Selbststabilisierung sein. Außerdem kann dem Patienten grundsätzlich empfohlen werden, ein Therapietagebuch zu führen. Die Möglichkeiten des Patienten, sich zu stabilisieren, werden besprochen (z. B. nach Reddemann, 2002, oder Lamprecht, 2000) und der Patient wird ermutigt, den Therapeuten bei Schwierigkeiten im Rahmen von Telefonsprechzeiten zu kontaktieren. Wenn nötig wird der Suizidvertrag angepasst. Sobald der Patient wieder ausreichend stabil und fähig ist, seine Emotionen zu kontrollieren, kann die Sitzung beendet werden.

Die nachfolgende **Tabelle 5.2** stellt das Standardbehandlungsprogramm im Überblick dar. Es werden Angaben zu Häufigkeit und Dauer der Sitzungen gemacht, die Behandlungsphasen dargestellt sowie das Stundenprotokoll, die Standardversion einer Sitzung, beschrieben.

Tabelle 5.2: Standardbehandlungsprogramm der IRRT

Anzahl und Häufigkeit der Sitzungen	• 2 Sitzungen Diagnostik, Behandlungsabklärung und Vorbesprechung • 10 Imagery-Rescripting-Sitzungen aller 1-2 Wochen • mind. 2 Nachkontrollsitzungen nach 1 bzw. 3 Monaten
Dauer der Sitzungen	• 1½ bis 2 Stunden
Aufteilung der Imagery-Rescripting-Sitzungen nach Phasen	**Sitzungen 1-5 enthalten** → Phase 1: Imaginative Exposition → Phase 2: Aufbau von Stärke- und Bewältigungsbildern → Phase 3: Imagination von Selbstberuhigung und Selbstfürsorge **Sitzungen 6 – 10 enthalten ausschließlich Phase 3**
Standard-vorgehen in den Imagery-Rescripting-Sitzungen	**1) Vorbereitung (ca. 10 min):** - Stimmung des Patienten einschätzen - Veränderung der Affektlage seit der letzten Sitzung erfassen - Hausaufgaben besprechen und kontrollieren - nach Häufigkeit, Intensität und Inhalt von Flashbacks und Alpträumen seit der letzten Sitzung erkundigen und im Flashbackprotokoll eintragen
	2) Imaginations- und Reskriptionsarbeit (ca. 60 min): - den Patienten die traumatische Erinnerung in der Gegenwartsform beschreiben lassen - ihn das Geschehen in der Imagination verändern lassen - ca. alle 10 Min. das SUD-Niveau erfragen
	3) Nachbereitung (ca. 15 min): - direkt nach Ende der Imaginationssitzung den PIQ durchführen → Sitzung 1-5: PIQ-A → Sitzung 6-10 und Nachkontrollen: PIQ-B - die aufgetretenen Reaktionen bearbeiten - auf Fragen und Sorgen des Patienten eingehen
	4) Abschluss (ca. 5 min): - Hausaufgaben festlegen - selbststabilisierende Handlungen besprechen - evtl. Suizidvertrag anpassen, den Patienten ermutigen, den Therapeuten bei Schwierigkeiten zu kontaktieren - die Sitzung beenden, wenn der Patient ausreichend stabil ist und seine Emotionen kontrollieren kann

5.2 Vorbereitung der Imagery-Rescripting-Sitzungen

5.2.1 IRRT – Indikation und Kontraindikation

IRRT kann in der Regel dann angewendet werden, wenn der Patient mindestens eine traumatische Episode wiederholt erinnert bzw. erlebt, z. B. als unfreiwillige, intrusive Erinnerungen, wiederkehrende visuelle Flashbacks oder Alpträume. Voraussetzung ist, dass der Patient einen Großteil des traumatischen Ereignisses erinnern und visualisieren kann. Die mit dem Trauma in Verbindung stehenden schmerzhaften Gefühle sind ebenfalls präsent, wobei neben angstbezogenen Emotionen auch Schuld, Ärger, Scham, Ekel, Hoffnungslosigkeit und Ohnmacht dominieren.

Bei der Anwendung von IRRT sind einige Besonderheiten zu beachten. Zum Beispiel besteht die Gefahr, dass der Patient von den bisher vermiedenen traumatischen Erinnerungen überschwemmt und dadurch instabil, im schlimmsten Fall sogar suizidal wird. Hier ist weitere Stabilisierung und Suizidprophylaxe durch z. B. das Erstellen und regelmäßige Anpassen eines Suizidvertrages vonnöten.

Ein weiteres Problem, das allgemein bei der Arbeit mit Imagination auftreten kann, ist das False Memory Syndrom (Garry & Polaschek, 2000; Mazzoni & Memon, 2003; vgl. Kirsch, 2001). Forschungsergebnisse bestätigen, dass die wiederholte Imagination eines fiktiven Ereignisses (*imagination inflation*), welches sich so in der Vergangenheit der Person nie zugetragen hat, dazu führen kann, dass das Ereignis als wahr angesehen und in die eigene Biografie eingebaut wird. Anscheinend betrifft dies vor allem die Imagination von Geschehnissen, die länger zurückliegen, und geschieht gehäuft bei Personen mit erhöhter Prädisposition für hypnotische Suggestion oder Dissoziation. Letzteres ist bei einem Großteil der Traumapatienten der Fall. IRRT hat nicht zum Ziel, die biografische Erinnerung zu verändern. Deshalb ist es wichtig, dass der Traumatherapeut sehr vorsichtig mit den Erinnerungen seiner Patienten umgeht und unter keinen Umständen Erinnerungen suggeriert oder den Patienten indirekt beeinflusst. Traumamaterial ist nicht mit realen Erinnerungen zu verwechseln, d. h. Tonbandaufnahmen bzw. schriftliche Aufzeichnungen sind nicht als Tatsachenberichte anzusehen. In **Tabelle 5.3** sind die Bedingungen, unter denen die Anwendung von IRRT kontraindiziert ist, aufgeführt.

Tabelle 5.3: Empfehlungen zu Ausschlusskriterien (Smucker & Dancu, 1999)

Fehlende äußere Sicherheit
• Gegenwärtige Einbindung des Patienten in eine höchst missbräuchliche Beziehung, was eine fortdauernde Traumatisierung und fehlende Sicherheit zur Folge hat • Aktuelles Vorhandensein von überwältigenden täglichen Stressoren (daily stressors) Hier ist das vorrangige Ziel, dem Patienten zu helfen, sich aus der missbräuchlichen Bindung zu befreien bzw. einen adäquaten Umgang mit den aktuellen Stressoren zu ermöglichen, bevor mit der Traumarbeit begonnen wird.
Fehlende psychische Stabilität
• Diagnose von Schizophrenie, akuter Psychose, dissoziativer Identitätsstörung, schwerer Depression oder einer anderen schwerwiegenden komorbiden Störung • Aktiver Substanz- oder Alkoholmissbrauch • Vorliegen akuter Suizidalität bzw. Selbstverletzung In diesen Fällen sollte die klinische Aufmerksamkeit in einem ersten, vorgeschalteten Schritt der Verbesserung der genannten Symptomatik gelten, welche den Patienten akut gefährdet oder die Behandlung stark behindern würde.
Fehlende Erinnerungen
• Anwesenheit nur vager oder unvollständiger Erinnerungen an das traumatische Erlebnis • Vollständige Abwesenheit von traumatischen visuellen Erinnerungen Bei Behandlung mit IRRT besteht die Gefahr der Suggestion von Erinnerungen sowie der Destabilisierung des Patienten.
Fehlende innere Stabilität
• Unfähigkeit des Patienten, wegen Überflutung oder aufgrund von Dissoziation während der Imagination bei einer bestimmten traumatischen Erinnerung zu bleiben • Anhaltende kognitive oder emotionale Vermeidung, was zur Folge hat, dass der Patient die mit dem Trauma verbundenen Gefühle nicht wiedererleben und verarbeiten kann Mittels Entspannungstechniken, Sicherheitsübungen u. a. kann die Fähigkeit des Patienten, sich mit dem Trauma auseinander zu setzen, gestärkt werden.

5.2.2 Anamnese, Diagnostik, Medikation

In der Regel kann die IRRT-Behandlung nicht in den ersten probatorischen Sitzungen einer Psychotherapie durchgeführt werden, sondern erst nach Abschluss der Exploration, Psychoedukation und Stabilisierung des Patienten. Die Exploration erfolgt mit Hilfe der allgemeinen und symptomspezifischen diagnostischen Verfahren (Tabelle 2.2: Instrumente für die Diagnostik der PTBS und Abbildung 5.1: Vorbereitung der IRRT).

Der Fokus der Anamnese liegt zunächst auf den aktuellen Problemen und Symptomen, dem bisherigen Umgang mit diesen, den Vermeidungsstrategien und erlebten Einschränkungen, den Reaktionen des sozialen Umfeldes sowie den traumabezogenen Schemata und Überzeugungen. Im Anschluss daran werden die demographischen Daten des Patienten, die aktuelle Lebenssituation, Erkrankungen in der Familie, Angaben zu Alkohol-, Drogen- oder Medikamentenmissbrauch, frühere traumatische Erlebnisse und die aktuelle psychologische Adaptation erhoben. Spezielle Angaben zu Vorhandensein, Frequenz und Intensität von intrusiven traumatischen Erinnerungen, Flashbacks und sich wiederholenden Alpträumen können mittels des Flashbackprotokolls erfasst werden. Zusätzlich sollte ein Medikamentenscreening erfolgen. Die aktuelle psychopharmakologische Medikation wird erfasst und in Absprache mit dem Arzt gegebenenfalls angepasst. Eine psychopharmakologische Behandlung kann vor allem dann indiziert sein, wenn der affektive Zustand des Patienten sehr instabil ist.

Im Anschluss an die Anamnese kann mit dem Patienten eine Behandlungsvereinbarung getroffen werden. Diese unterstützt nach Taylor (2006) die Behandlungsmotivation, sie stärkt beim Patienten das Gefühl der Kontrolle darüber, was in der Therapie geschieht und enthält zusätzliche psychoedukative Komponenten. Außerdem bietet sich an, in die Vorbereitungsphase auf die Therapie eine erste Atem- oder anderweitige Entspannungsübung (Reddemann, 2002; Sack, 2000; Schwarz, 2002; Taylor, 2006 u. a.) zu integrieren. Dadurch erfährt der Patient schon zu Anfang der Psychotherapie eine Stabilisierung und erhält eine Möglichkeit zur Selbstregulation. Weitere Maßnahmen erfolgen diesbezüglich im Rahmen der Fortsetzung der Stabilisierungsphase, welche in die Gesamttherapie integriert ist.

Ist IRRT indiziert, erhält der Patient eine kurze Einführung in die Methode (Punkt 5.2.3 Psychoedukation zur IRRT). Der Therapeut geht auf die Fragen,

Befürchtungen und Ängste des Patienten ein und gibt ihm wenn nötig weitere Informationen zu Trauma und PTBS sowie zu den zu erwartenden Nebenwirkungen der Therapie. Ein ausführliches Informationsblatt zu Trauma und PTBS ist z. B. bei Ehlers (1999) abgedruckt. Wichtig ist auch, ein Stoppsignal (z. B. rechte Hand heben) für den Therapieprozess zu vereinbaren. Die nachfolgende **Abbildung 5.1** zeigt das Vorgehen im Überblick.

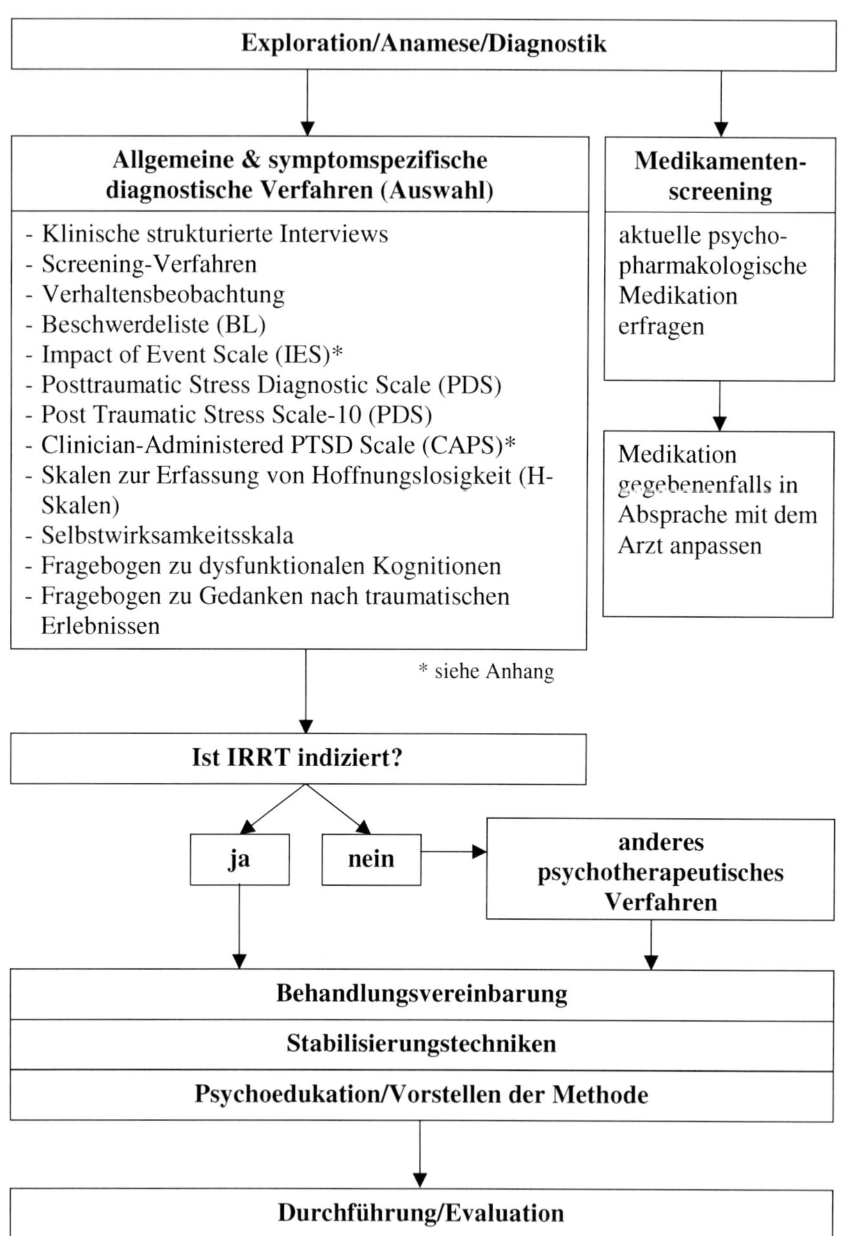

Abbildung 5.1: Vorbereitung der IRRT

5.2.3 Psychoedukation zur IRRT

Wie jede psychotherapeutische Methode muss auch die IRRT dem Patienten angemessen vorgestellt werden. Der Patient muss umfassend über die IRRT-Methode aufgeklärt werden. Dazu kann Tabelle 5.2: Standardbehandlungsprogramm der IRRT genutzt werden. Wichtig ist es, alle Fragen des Patienten zu beantworten und erst danach mit Einverständnis des Patienten und nach Durchlaufen einer Stabilisierungsphase in die IRRT einzutreten. Nachfolgend wird ein kurzer Beispieltext zur Vorstellung der Methode in Anlehnung an Smucker vorgestellt.

„Imagery Rescripting ist ein Behandlungsansatz, der entwickelt wurde, um Ihnen zu helfen, Ihre Traumaerinnerungen zu überwinden und zu kontrollieren. Die Behandlung kann Ihnen außerdem helfen, ein gesünderes Selbstbild und vermehrte Kontrolle über Ihr Alltagsleben zu entwickeln und damit im Leben erfolgreich vorwärts zu gehen.

Wir werden zu einem großen Teil mit Imaginationen arbeiten. Das heißt ich werde Sie bitten, dass Sie sich die traumatischen Bilder, Gedanken und Gefühle bildlich vorstellen und sie durchleben, so wie Sie diese während einem Flashback oder Alptraum erleben.

Am Anfang werde ich Sie bitten, sich die gesamte Erinnerung von einer Traumaepisode bildlich vorzustellen. Dann werden wir die Episode noch einmal durchgehen, aber diesmal die Imagination schrittweise so verändern und umformen, dass es für Sie einen besseren Ausgang nimmt – einen Ausgang, der Ihnen ein Gefühl von mehr Stärke und Kontrolle gibt.

Das Ziel ist, die Bilder von Hilflosigkeit und Ausgeliefertsein mit Stärke- und Bewältigungsbildern zu ersetzen, so dass Sie dem Trauma nicht länger als Opfer/ Unterlegener gegenüberstehen, sondern als gestärkte Person auf das Erlebte reagieren können. Das verändert natürlich nicht das traumatische Ereignis selbst, aber es kann Ihre Bilder, Gedanken, Gefühle und Überzeugungen in Bezug auf das Trauma verändern, also die Bilder, die Sie von dem Trauma immer noch haben.

Ich beabsichtige, dass wir mit dem Imagery Rescripting in der nächsten Sitzung beginnen, dann werden wir auch die Behandlung noch einmal besprechen. Haben Sie dazu Fragen?“

5.3 Modulbeschreibung der IRRT-Behandlung

Am Beispiel der ersten und zweiten Imagery-Rescripting-Sitzung wird das Vorgehen während der IRRT noch einmal ausführlich vorgestellt. Danach werden die Stundenprotokolle nur zusammenfassend dargestellt bzw. ihre Besonderheiten herausgearbeitet.

Sitzung 1: Behandlungsbeginn	Dauer: ca. 2 Std.

1) Vorbereitung	ca. 30 Min.

- Stimmung des Patienten einschätzen
- Flashbacks und Alpträume seit der letzten Sitzung erfragen
- Behandlungsgrundlagen vorstellen
- SUD-Skala einführen

Zu Beginn der Sitzung schätzt der Therapeut die affektive Stimmung des Patienten ein und erkundigt sich nach seinem Befinden seit der letzten Sitzung.

Der Therapeut fragt nach Flashbacks und Alpträumen, die der Patient seit der letzten Sitzung erlebt hat und notiert deren Häufigkeit, Intensität und Inhalt im Flashbackprotokoll.

Die Behandlungsgrundlagen der IRRT werden nochmals kurz vorgestellt (Punkt 5.2.3 Psychoedukation zur IRRT). Wenn nötig, gibt der Therapeut dem Patienten weitere Informationen zu Trauma und PTBS sowie zu den zu erwartenden Nebenwirkungen der Therapie. Der Patient bekommt die Möglichkeit, seine Gedanken, Gefühle, Fragen und Bedenken in Bezug auf das Imagery Rescripting zu äußern.

Die Skala der Subjective Units of Discomfort (SUD-Skala) wird dem Patienten vorgestellt. Dazu kann folgender Beispieltext mit eigenen Worten wiedergegeben werden:

„Während der Behandlung werden Sie sich die traumatischen Erinnerungen bildlich vorstellen. Das wird bei Ihnen voraussichtlich Angst und Unwohlsein auslösen. Ich werde Sie während der Imaginationsphase immer wieder bitten, den Grad der Belastung, die Sie aktuell durch die traumatische Erinnerung erleben, auf einer Skala von 0 bis 100 einzuschätzen. 100 Punkte würde bedeuten, dass Sie sich sehr unwohl und voller Angst fühlen und emotional so aufgewühlt sind wie noch nie. Null Punkte würde bedeuten, dass Sie überhaupt kein Unbehagen spüren. Wie stark ist die Belastung, die Sie im Moment spüren?“

2) Imaginations- und Reskriptionsarbeit	ca. 60 Min.

Phase 1
- Stoppsignal vereinbaren
- Belastendste Erinnerung explorieren
- Traumat. Erinnerung in der Gegenwartsform beschreiben
- SUD-Level erfragen

Phase 1: Imaginative Exposition

Vor Beginn der Exposition erinnert der Therapeut den Patienten an das vereinbarte Stoppsignal. Falls in der Vorbereitung noch kein Stoppsignal festgelegt wurde, wird das an dieser Stelle nachgeholt (z. B. rechte Hand heben).

Wenn der Patient unter mehr als einer belastenden traumatischen Erinnerung (sich wiederholende Flashbacks oder Alpträume) leidet, wird mit der belastendsten Erinnerung begonnen. Der Therapeut überlässt dem Patienten die Entscheidung, er kann z. B. fragen:

- *„Welches ist die schlimmste Erinnerung, wollen wir damit anfangen?“*
- *„Mit welcher Erinnerung möchten Sie anfangen?“*

Der Patient wird gebeten, sich die traumatische Erinnerung bildlich vorzustellen und in der Gegenwartsform zu beschreiben. Die Schilderung sollte wenn möglich sämtliche verfügbaren sensorischen, kognitiven und emotionalen Elemente der gesamten traumatischen Erinnerung umfassen. Die folgende Instruktion kann mit eigenen Worten wiedergegeben werden:

„Ich bitte Sie nun, dass Sie sich den Anfang des traumatischen Ereignisses bildlich vorstellen. Dazu ist es günstig, wenn Sie Ihre Augen schließen, so dass Sie nicht abgelenkt werden. Schildern Sie mir, was Sie gerade erleben und welche Gedanken und Gefühle das Geschehen in Ihnen auslöst. Bitte sprechen Sie in der Gegenwartszeitform, so als ob das Ereignis gerade jetzt passiert. Wenn die Gefühle zu stark werden und Sie die Imagination verlassen wollen, lassen Sie mich das bitte wissen, so dass ich Ihnen helfen kann, im Bild zu bleiben Haben Sie dazu noch Fragen?”

Während der Schilderung wird ca. alle 10 Minuten das aktuelle SUD-Level erfragt.

Der Therapeut verhält sich unterstützend und interveniert nur, um vom Patienten mehr Details über das Trauma zu erfragen oder um die Gedanken und Gefühle stärker herauszuarbeiten. Die imaginative Exposition beinhaltet die Schilderung des gesamten traumatischen Ereignisses. Wenn der Patient bestätigt hat, dass die Traumaerinnerung wirklich beendet ist, sollte direkt zur nächsten Phase übergegangen werden.

Phase 2
• Traumat. Erinnerung in der Gegenwartsform beschreiben
• Eingreifen des überlebenden Selbst am Punkt der höchsten emotionalen Belastung
• Geschehen in der Imagination verändern u. bewältigen
• Traumatisiertes Selbst befreien
• SUD-Level erfragen

Phase 2: Aufbau von Stärke- und Bewältigungsbildern

Direkt im Anschluss an die erste Phase instruiert der Therapeut die zweite Phase ungefähr folgendermaßen:

„Ich möchte jetzt, dass Sie sich den Anfang der Traumasituation noch einmal bildlich vorstellen und in der Gegenwartsform beschreiben, was geschieht. Aber diesmal werden wir das traumatische Geschehen in der Imagination verändern, sobald wir an einen bestimmten Punkt kommen, so dass es für Sie einen besseren Ausgang nimmt. Ich werde Ihnen dabei helfen. Wenn Sie nun bereit sind, können Sie wieder ganz an den Anfang der Szene zurückgehen und laut beschreiben, was passiert."

Wenn die Traumaerinnerung die höchste emotionale Belastung (hohes Level auf der SUD-Skala) erreicht, wird die Imagination angehalten. Der Patient wird gebeten sich vorzustellen, wie er als überlebendes Selbst, in seiner aktuellen Person, in das Geschehen eintritt und es verändert. Der Therapeut kann dies durch die folgenden Fragen erleichtern.

- *„Ich möchte jetzt, dass Sie, ihr heutiges Selbst, das das Trauma schon überstanden hat, die Szene betreten. Können Sie sich das bildlich vorstellen? Wo befinden Sie sich? Was sehen Sie?"*
- *„Was geschieht, wenn Sie die Szene betreten? Wie reagiert das traumatisierte Selbst auf Ihre Anwesenheit? Wie reagieren die Umstehenden und anderen Betroffenen auf ihre Anwesenheit?"*
- *„Was würden Sie, als Überlebender, an dieser Stelle gerne tun oder sagen? Können Sie sich sehen, wie Sie das machen? Was geschieht dadurch? Wie reagiert Ihr traumatisiertes Selbst darauf?"*
- *„Was passiert nun? Möchten Sie gerne noch etwas sagen oder tun?"*

Die Rolle des Therapeuten besteht darin, den Bewältigungsprozess zu initiieren, ohne aktiv in ihn einzugreifen. Wie die Veränderung genau geschieht und wie der Aufbau von Bewältigungsbildern aussieht, ist dem Patienten selbst überlassen.

Falls es dem Patienten nicht gelingt, die Situation zu bewältigen, kann der Therapeut fragen, ob es für ihn hilfreich wäre, andere Personen oder Objekte in der Vorstellung zu Hilfe zu holen. Welche das sind, entscheidet der Patient selbst.

Während der Bewältigungsphase erfragt der Therapeut ca. aller 10 Min. die vom Patienten aktuell erlebte Belastung auf der SUD-Skala.

Das Ziel der zweiten Phase ist erreicht, wenn der Patient das traumatische Geschehen angemessen bewältigt hat und sich diesem nicht mehr als hilfloses Opfer ausgeliefert fühlt, sondern Kontrolle, Stärke und Überlegenheit erlebt. Außerdem sollte sich das traumatisierte Selbst in der Imagination in Sicherheit befinden. Sind diese Ziele erreicht, folgt die dritte Phase.

Phase 3

- Interaktion zwischen überlebendem und traumatisiertem Selbst
- Negative Gefühle und Schemata bearbeiten
- Traumatisiertes Selbst beruhigen, unterstützen u. versorgen
- SUD-Level erfragen

Phase 3: Imagination von Selbstberuhigung und Selbstfürsorge

Der Übergang zur dritten Phase erfolgt in der Regel fließend. Der Patient wird ermutigt, in der Imagination in direkte Interaktion mit dem traumatisierten Selbst zu treten, es zu beruhigen, zu versorgen und zu unterstützen.

Möglicherweise wird ihm das schwer fallen, vor allem, wenn der Überlebende negative Gefühle (z. B. Ärger oder Schuldzuweisung) gegenüber dem traumatisierten Selbst hegt. In diesem Fall kann es hilfreich sein, wenn das überlebende Selbst diese Gefühle zulassen und gegebenenfalls gegenüber dem traumatisierten Selbst zum Ausdruck bringen kann. Indem er die Reaktionen und den Schmerz des traumatisierten Selbst direkt erlebt, kann der Patient häufig mehr Verständnis für die damalige Situation, Handlungsmöglichkeiten u. a. entwickeln. Ist das geschehen, gelingt es dem Patienten meist doch noch, Bilder der Selbstberuhigung und Selbstfürsorge zu imaginieren.

Solche intensiven Interaktionen mit dem traumatisierten Selbst führen häufig zu einem gesteigerten Affektniveau des Patienten und wecken starke Gefühle in Bezug auf das traumatisierte Selbst, welche oft empathisch, entschuldigend oder versöhnlich sind.

Der Therapeut verfolgt diese Entwicklung, indem er weiterhin ca. aller 10 Min. das SUD-Level erfragt.

Die Interaktion zwischen überlebendem Selbst und traumatisiertem Selbst kann vom Therapeut z. B. durch folgende Fragen erleichtert werden:

- *„Wie geht es dem traumatisierten Selbst im Moment? Was würden Sie gerne für Ihr traumatisiertes Selbst tun oder zu ihm sagen? Können Sie sehen, wie Sie das machen?“*
- *„Wie reagiert das traumatisierte Selbst darauf? Wie reagieren Sie auf die Reaktion des traumatisierten Selbst?“*
- *„Was passiert nun? Möchten Sie gerne noch etwas sagen oder tun?“*

Im Falle von negativen Gefühlen gegenüber dem traumatisierten Selbst, könnte der Therapeut folgende Fragen stellen, um dem Patienten zu helfen, mit dem traumatisierten Selbst in Kontakt zu kommen:

- *„Wie weit sind Sie gerade vom traumatisierten Selbst entfernt? Wo befindet es sich und wo befinden Sie sich?“*
- *„Können Sie, das überlebende Selbst, ganz nah an das traumatisierte Selbst herangehen und ihm direkt sagen, wieso Sie so wütend auf es sind? Wie reagiert das traumatisierte Selbst?“*
- *„Was sehen Sie, wenn Sie dem traumatisierten Selbst in die Augen schauen? Wie reagieren Sie darauf?“*

Sobald deutlich wird, dass das überlebende Selbst angemessen auf die Bedürfnisse des traumatisierten Selbst eingegangen ist, kann der Therapeut dem Patienten anbieten, die Imagination zu beenden, indem er fragt:

- *„Gibt es noch etwas, das Sie, als Überlebender, an dieser Stelle gerne tun oder sagen möchten, bevor wir diese Imagination abschließen?“*

Wenn der Patient seine Bereitschaft signalisiert hat, die Imaginationssitzung abzuschließen, fordert der Therapeut ihn auf, die Bilder verblassen zu lassen und die Augen zu öffnen.

3) Nachbereitung	ca. 20 Min.

- PIQ-A durchführen
- Reaktionen des Patienten während der Imagination bearbeiten
- Fragen u. Erfahrungen des Patienten besprechen

Nachdem die Imaginationsphase beendet ist, kann der Therapeut mit dem Patienten den Post-Imagery-Questionnaire-A (PIQ-A) durchführen.

Im Anschluss daran bespricht der Therapeut mit dem Patienten den bisherigen Sitzungsverslauf und hilft diesem, seine Reaktionen auf die Imaginationssitzung zu verarbeiten. Der Therapeut kann die Verarbeitung erleichtern, indem er z. B. so allgemeine Fragen stellt, wie:

- *„Wie war das für Sie? Wie fühlen Sie sich jetzt? Was nehmen Sie mit?“*

Suggestivfragen (z. B. „Fühlen Sie sich jetzt besser?“) sollte der Therapeut unbedingt vermeiden. Die Nachbearbeitung der Imaginationsphase unterstützt und festigt die Integration der erarbeiteten Bilder und ermöglicht weitere kognitive Umstrukturierung.

An dieser Stelle wird dem Patienten nochmals explizit die Möglichkeit gegeben, seine Fragen und Erfahrungen zu äußern.

4) Abschluss	ca. 10 Min.

- Hausaufgaben festlegen
- Möglichkeiten zur Stabilisierung besprechen
- Evtl. Anti-Suizid-Vertrag anpassen
- Möglichkeiten für Kontakte zwischen den Sitzungen anbieten
- Sitzung beenden

Hausaufgaben: Für die Zeit zwischen den Sitzungen bekommt der Patient die Hausaufgabe, sich täglich die Aufnahme der letzten Sitzung anzuhören. Dazu wird er instruiert, das Ausmaß der subjektiv empfundenen Belastung vor und nach dem Anhören der Aufnahme sowie den maximalen SUD während der Konfrontation zu protokollieren.

Des weiteren soll der Patient seine Bemühungen dokumentieren, sich selbst zu beruhigen und zu stabilisieren. Dazu soll er die entsprechende Situation, die angewandten Stabilisierungsstrategien (z. B. beruhigende Bilder, Freund anrufen, Spazieren gehen), seine Gefühle, das SUD-Level direkt vor und nach dem Versuch zur Selbstberuhigung und die assoziierten Gedanken und Bilder aufzeichnen sowie das Ausmaß des Erfolgs der stabilisierenden Bemühungen.

Selbststabilisierung: Es werden die Fähigkeiten des Patienten, sich selbst zu beruhigen und zu stabilisieren gefördert. Mögliche stabilisierende Handlungen, welche der Patient ausprobieren kann, werden besprochen. Wichtig ist es, die Unterschiede zwischen selbstschädigenden (z. B. sich schneiden) und gesunden, nicht verletzenden Selbstberuhigungsstrategien herauszuarbeiten.

Anti-Suizid-Vertrag: Wenn vom Patienten selbstschädigendes, -verletzendes oder suizidales Verhalten bekannt ist, ist es zwingend erforderlich, einen Sicherheitsvertrag (Anti-Suizid-Vertrag) abzuschließen. Der Patient sollte sich einverstanden erklären, keine suizidalen, selbstverletzende oder anderweitig selbstschädigende Handlungen zu unternehmen und den Therapeuten bei Schwierigkeiten zwischen den Sitzungen im Rahmen von Telefonsprechzeiten anzurufen, vor allem wenn er den unwiderstehlichen Drang zu Selbstverletzung oder Selbstmisshandlung verspürt. Wenn schon ein Anti-Suizid-Vertrag besteht, wird dieser gegebenenfalls angepasst.

Sitzung beenden: Die Sitzung kann beendet werden, wenn der Patient wieder ausreichend stabil ist und seine Emotionen kontrollieren kann.

Sitzung 2 bis 5: Bewältigung	Dauer: ca. 1½ - 2 Std.

1) Vorbereitung	ca. 10 Min.

• Stimmung des Patienten einschätzen • Hausaufgaben besprechen • Flashbacks u. Alpträume seit letzter Sitzung erfragen • Strategien zur Selbststabilisierung evaluieren	Zu Beginn der Sitzung schätzt der Therapeut die affektive Stimmung des Patienten ein und erkundigt sich nach seinem Befinden seit der letzten Sitzung. Die Hausaufgaben werden besprochen und die Reaktionen des Patienten beim täglichen Anhören der Aufnahme der letzten Sitzung bzw. seine SUD-Einschätzungen ausgewertet. Der Therapeut fragt nach Flashbacks und Alpträumen, die der Patient seit der letzten Sitzung erlebt hat und notiert deren Häufigkeit, Intensität und Inhalt im Flashbackprotokoll. Der Patient beschreibt die selbstberuhigenden und -stabilisierenden Strategien, welche er seit der letzten Sitzung angewandt hat. Die Wirksamkeit dieser Strategien wird evaluiert und Möglichkeiten zur weiteren Anwendung werden erörtert.

2) Imaginations- und Reskriptionsarbeit	ca. 60 Min.

Phase 1: Imaginative Exposition	**Phase 2: Aufbau von Stärke- und Bewältigungsbildern**	**Phase 3: Imagination von Selbstberuhigung und Selbstfürsorge**
• Stoppsignal prüfen • Traumatische Erinnerung in der Gegenwartsform beschreiben • SUD-Level erfragen	• Traumatische Erinnerung in der Gegenwartsform beschreiben • Eingreifen des überlebenden Selbst am Punkt der höchsten emotionalen Belastung • Geschehen in der Imagination verändern und bewältigen • Traumatisiertes Selbst befreien • SUD-Level erfragen	• Interaktion zwischen überlebendem und traumatisiertem Selbst • Negative Gefühle und Schemata bearbeiten • Traumatisiertes Selbst beruhigen, versorgen und unterstützen • SUD-Level erfragen

Während der Imagery-Rescripting-Phase wird zunächst erneut die gesamte traumatische Erinnerung imaginativ durchlebt. Danach erfolgt die Reskription dieser Erfahrung und der Aufbau von Stärke- und Bewältigungsbildern. Es schließt sich die Interaktion des überlebenden Selbst mit dem traumatisierten Selbst an. Wenn der Patient danach die Bereitschaft dazu signalisiert, wird die Imaginations- und Reskriptionsarbeit beendet.

Der Therapeut erhebt währen der drei Phasen regelmäßig den Grad der emotionalen Belastung des Patienten (SUD-Level).

3) Nachbereitung	ca. 15 Min.

• PIQ-A • Reaktionen während der Imagination bearbeiten • Fragen u. Erfahrungen des Patienten besprechen	Wie in der ersten Sitzung schließt sich die Bearbeitung des PIQ-A an. Der Therapeut bearbeitet mit dem Patienten dessen Gefühle und Reaktionen während der Imaginations- und Reskriptionsarbeit und nimmt sich ausreichend Zeit, um auf Fragen und Erfahrungen des Patienten einzugehen.

4) Abschluss	ca. 5 Min.

• Hausaufgaben festlegen • Möglichkeiten zur Stabilisierung besprechen • Evtl. Anti-Suizid-Vertrag anpassen • Möglichkeiten für Kontakte zwischen den Sitzungen anbieten • Sitzung beenden	Das Vorgehen zum Abschluss der Sitzung entspricht dem in Sitzung 1. Mögliche zusätzliche Hausaufgaben sind: **Sitzung 2 oder 3: Traumabrief schreiben** Der Therapeut unterbreitet dem Patienten den Vorschlag, einen Brief zu schreiben, welcher die traumatischen Erinnerungen enthält, und erläutert ihm, wie man dabei vorgehen kann. Wurde das Trauma durch einen menschlichen Täter verursacht, kann der Brief an diesen gerichtet sein, jedoch wird der Brief nicht abgeschickt. Der Patient liest den Brief zu Beginn der nächsten Sitzung laut vor und bearbeitet gemeinsam mit dem Therapeuten sein Erleben. **Sitzung 4: einen weiteren Traumabrief schreiben** Besprechen des Schreibens eines weiteren Briefes z. B. an den Täter oder an eine andere Person, die Anteil an dem traumatischen Erleben hatte. Dieser Brief wird zu Beginn der nächsten Sitzung laut vorgelesen und das Erleben des Patienten wird bearbeitet.

In Abhängigkeit der Rückmeldungen zum Therapieprozess kann sowohl eine Verlängerung als auch eine Verkürzung der notwendigen Sitzungsanzahl erfolgen. Nach etwa fünf Sitzungen sollte in der Regel die Angst gesunken und der Patient in der Lage sein, Bilder von Stärke, Bewältigung und Selbstfürsorge zu imaginieren. Wenn die intrusiven Erinnerungen und die Angst dann auf ein für den Patienten aushaltbares Maß zurückgegangen sind (SUD von 20 oder 30 bzw. 2 oder 3), kann zur zweiten Hälfte der IRRT (Sitzungen 6 bis 10) übergegangen werden. Diese konzentriert sich ausschließlich auf die dritte Phase der liebevollen Selbstunterstützung und Selbstfürsorge, die Imagery-Rescripting-Phasen eins und zwei werden nicht mehr durchgeführt.

Während der weiteren Behandlung evaluiert der Therapeut regelmäßig die Therapiefortschritte des Patienten und entscheidet gegebenenfalls gemeinsam mit dem Patienten, ob weitere Imagery-Rescrpiting-Sitzungen indiziert sind. Die nachfolgende Darstellung der sechsten bis zehnten sowie der Nachkontrollsitzungen erfolgt verkürzt.

Sitzung 6 bis 9: Selbstfürsorge	Dauer: ca. 1½ - 2 Std.

1) Vorbereitung	ca. 10 Min.

wie in Sitzung 2 bis 5	→ Stimmung des Patienten einschätzen → Hausaufgaben besprechen → Flashbacks und Alpträume seit der letzten Sitzung erfragen → Versuche zur Selbststabilisierung evaluieren

2) Imaginations- und Reskriptionsarbeit	ca. 60 Min.

wie in Sitzung 2 bis 5 **→ nur Phase 3**	**Phase 3: Imagination von Selbstberuhigung und Selbstfürsorge** Die Imagination beginnt direkt mit der Interaktion zwischen dem überlebenden und dem traumatisierten Selbst. Das traumatisierte Selbst wird in der Imagination von dem überlebenden Selbst beruhigt und versorgt. Der Therapeut unterstützt den Patienten dabei, seine negativen Gefühle und Schemata zu bearbeiten. Während der Imaginations- und Reskriptionsarbeit erfragt der Therapeut ca. aller 10 Min. die vom Patienten aktuell erlebte Belastung auf der SUD-Skala.

3) Nachbereitung	ca. 15 Min.

wie in Sitzung 2 bis 5 **→ PIQ-B**	→ PIQ-B durchführen → Reaktionen des Patienten während der Imagination bearbeiten → Auf Fragen und Erfahrungen des Patienten eingehen

4) Abschluss	ca. 5 Min.

wie in Sitzung 2 bis 5	→ Hausaufgaben festlegen → Möglichkeiten zur Stabilisierung besprechen → Evtl. Anti-Suizid-Vertrag anpassen → Sitzung beenden

Sitzung 10: Abschlusssitzung	Dauer: ca. 1½ - 2 Std.

1) Vorbereitung	ca. 30 Min.

wie in Sitzung 2 bis 5 **→ Zusätzlich Behandlungs-rückblick**	→ Stimmung des Patienten einschätzen → Hausaufgaben besprechen → Flashbacks und Alpträume seit der letzten Sitzung erfragen → Versuche zur Selbststabilisierung evaluieren → Durchführung eines Behandlungsrückblicks

2) Imaginations- und Reskriptionsarbeit	ca. 60 Min.

wie in Sitzung 6 bis 9 **→ nur bei Indikation**	**Phase 3: Imagination von Selbstberuhigung und Selbstfürsorge** → Interaktion zwischen überlebendem und traumatisiertem Selbst → Negative Gefühle und Schemata bearbeiten → Traumatisiertes Selbst beruhigen, versorgen u. unterstützen → SUD-Level erfragen

3) Nachbereitung	ca. 20 Min.

• PIQ-B • Reaktionen während der Imagination bearbeiten • Fragen u. Erfahrungen des Patienten besprechen • Behandlungs fortführung oder -ab-schluss besprechen	Wurde die Imagination von Selbstberuhigung und Selbstfürsorge durchgeführt, schließt sich die Bearbeitung des PIQ-B an. Der Therapeut bearbeitet mit dem Patienten dessen Gefühle und Reaktionen während der Imaginations- und Reskriptionsarbeit und nimmt sich ausreichend Zeit, um auf die Fragen und Erfahrungen des Patienten einzugehen. Im Rahmen einer traumatherapeutischen Postdiagnostik werden die Therapiefortschritte evaluiert und die Entwicklung von positiven Introjekten beim Patienten wird validiert. Therapeut und Patient entscheiden gemeinsam, ob weitere Imaginationssitzungen indiziert sind. Falls möglich wird der Behandlungsabschluss besprochen bzw. der Therapeut stellt dem Patienten die nächste Phase der Behandlung (z. B. kognitive Umstrukturierung) vor.

4) Abschluss	ca. 10 Min.

• Hausaufgaben und Rückfallprävention • Evtl. Anti-Suizid-Vertrag anpassen • Gegebenenfalls Behandlungsabschluss	Der Therapeut bespricht mit dem Patienten die weitere Durchführung der Hausaufgaben und geht auf weitere Möglichkeiten zur Rückfallprävention ein. Wenn nötig wird ein Anti-Suizid-Vertrag für die Zeit nach dem Behandlungsabschluss erstellt. Der Therapeut wiederholt mit dem Patienten mögliche Stabilisierungstechniken und entwickelt gemeinsam mit diesem Richtlinien für das Krisenmanagement. Ist keine weiter psychotherapeutische Behandlung indiziert, schließt der Therapeut die Behandlung ab. Die Sitzung kann beendet werden, wenn der Patient ausreichend stabil ist und seine Emotionen kontrollieren kann.

Ein- und Drei-Monats-Nachkontrollsitzung	Dauer: ca. 1½ - 2 Std.

1) Vorbereitung	ca. 30 Min.

• Stimmung des Patienten einschätzen • Flashbacks u. Alpträume erfragen • Weitere Entwicklung u. Rückfälle besprechen	Zu Beginn der Sitzung schätzt der Therapeut die affektive Stimmung des Patienten ein und erkundigt sich nach seinem Befinden seit dem Abschluss der Behandlung. Der Therapeut fragt nach Flashbacks und Alpträumen, die der Patient erlebt hat und notiert deren Häufigkeit, Intensität und Inhalt im Flashbackprotokoll. Mittels z. B. eines klinischen Einschätzungsinventars erfolgt eine objektive Beurteilung des Fortschritts des Patienten und der Aufrechterhaltung von Erreichtem sowie von eventuellen Rückfällen. Der Therapeut erörtert gemeinsam mit dem Patienten Stressoren, die dieser im Alltag erlebt und evaluiert die Problemlösestrategien sowie Strategien zur Selbststabilisierung, welche der Patient angewandt hat.

2) Imaginations- und Reskriptionsarbeit	ca. 60 Min.

wie in Sitzung 6 bis 9 **→ nur bei Indikation**	**Phase 3: Imagination von Selbstberuhigung und Selbstfürsorge** → Interaktion zwischen überlebendem und traumatisiertem Selbst → Negative Gefühle und Schemata bearbeiten → Traumatisiertes Selbst beruhigen, versorgen und unterstützen → SUD-Level erfragen

3) Nachbereitung	ca. 20 Min.

• PIQ-B • Reaktionen während der Imagination bearbeiten • Fragen u. Erfahrungen des Patienten besprechen • Therapiefortführung oder -abschluss besprechen	Wurde die Imagination von Selbstberuhigung und Selbstfürsorge durchgeführt, schließt sich die Bearbeitung des PIQ-B an. Der Therapeut bearbeitet mit dem Patienten dessen Gefühle und Reaktionen während der Imaginations- und Reskriptionsarbeit und nimmt sich ausreichend Zeit, um auf Fragen und Erfahrungen des Patienten einzugehen. Der Therapeut bespricht mit dem Patienten den bisherigen Verlauf der Nachtherapiephase und entscheidet gemeinsam mit diesem, ob noch weitere Therapie indiziert ist.

4) Abschluss	ca. 10 Min.

wie in Sitzung 10	→ Hausaufgaben und Rückfallprävention → Evtl. Anti-Suizid-Vertrag anpassen → Therapie angemessen beenden

Literaturverzeichnis

American Psychiatric Association (2003). *Diagnostisches und statistisches Manual psychischer Störungen DSM-IV-TR*. Göttingen: Hogrefe.

Beck, A. T. (1979). Wahrnehmung der Wirklichkeit und Neurose - Kognitive Psychotherapie emotionaler Störungen. München: J. Pfeiffer.

Beck, A. T. & Freeman, A. (1990). *Cognitive therapy of personality disorders*. New York: Basic Books.

Beck, A. T., Rush, A. J., Shaw, B. F. & Emery, G. (1992). *Kognitive Therapie der Depression (3. überarb. Aufl.)*. Weinheim: Psychologie-Verlags-Union.

Beck, A. T., Ward, C. H., Medelson, M., Mock, F. & Erbaugh, F. (1961). An inventory for measuring depression. *Archives of General Psychiatry*, *4*, 561-571.

Bernstein, E. M. & Putnam, F. W. (1986). Development, reliability and validity of a dissociation scale. *Journal of Nervous and Mental Disease*, *174*, 727-735.

Blake, D. D., Weathers, F. W., Nagy, L. M., Kaloupek, D. G., Gusman, F. D., Charney, D. S. & Keane, T. M. (1995). The development of a Clinician-Administered PTSD Scale. *Journal of Traumatic Stress*, *8*, 75-90.

Boos, A. (2005). *Kognitive Verhaltenstherapie nach chronischer Traumatisierung. Ein Therapiemanual*. Göttingen: Hogrefe.

Bowlby, J. (2001). *Frühe Bindung und kindliche Entwicklung* (4. Aufl.). München: Ernst Reinhardt.

Braun, B. G. (1988). The BASK model of dissociation. *Dissociation*, *1*, 4-23.

Bretherton, I. (1987). New perspectives on attachment relations in infancy: security, communication and internal working models. In J. D. Osofsky (ed.), *Handbook of Infant Development* (2nd ed.) (S. 1061-1100). New York: Wiley.

Ehlers, A. (1999). *Posttraumatische Belastungsstörung*. Göttingen: Hogrefe.

Ehlert, U. & Maercker, A. (2001). Psychotraumatologie - inflationärer Gebrauch eines Begriffs oder notwendige Thematisierung einer psychischen Störung? In A. Maercker & U. Ehlert (Hrsg.), *Psychotraumatologie: Jahrbuch der Medizinischen Psychologie* (S. 239-244). Göttingen: Hogrefe.

Everly, G. S. & Lating, J. M. (2004). *Personality-guided therapy for Posttraumatic Stress Disorder*. Washington, DC: American Psychological Association.

Flatten, G., Gast, U.,Hofmann, A., Liebermann, P., Reddemann, L., Siol, T., Wöller, W. & Petzold, E. R. (Hrsg.) (2004). *Posttraumatische Belastungsstörung - Leitlinie und Quellentext* (2., aktualisierte und erweiterte Aufl.). Stuttgart: Schattauer-Verlag.

Foa, E. B. & Rothbaum, B. O. (1996). Posttraumatische Belastungsstörungen. In J. Margraf (Hrsg.), *Lehrbuch der Verhaltenstherapie* (Band 2) (S. 107-120). Berlin: Springer.

Foa, E. B.& Kozak, M. J. (1986). Emotional processing of fear: exposure to corrective information. *Psychological Bulletin*, *99*, 20-35.

Foa, E. B., Cashman, L., Jaycox, L. & Perry, K. (1997). The validation of a self report measure of posttraumatic stress disorder. *Psychological Assessment*, *9*, 445-451.

Foa, E. B., Davidson, J. R. T. & Frances, A. (1999). Treatment of PTSD: The NIH expert consensus guideline series. *Journal of Clinical Psychiatrie*, *60*, 4-76.

Ford, J. D., Fisher, P. & Larson, L. (1997). Object relations as a predictor of treatment outcome with chronic Posttraumatic Stress Disorder. *Journal of Consulting and Clinical Psychology*, *65*, 547-559.

Franke, G. (1995). *SCL-90-R. Die Symptom-Checkliste von Derogatis. Deutsche Version*. Göttingen: Beltz-Test.

Freyberger, H. J., Spitzer, C., Stieglitz, R.-D., Kuhn, G., Magdeburg, N. & Bernstein-Carlson, E. (1998). Fragebogen zu Dissoziativen Symptomen (FDS). Deutsche Adaption, Reliabilität und Validität der detuschen Dissociative Experiences Scale (DES). *Psychotherapie, Psychosomatik, Medizinische Psychologie*, *48*, 223-229.

Garry, M. & Polaschek, D. L. L. (2000). Imagination and memory. *Current Directions in Psychological Science*, *9*, 6-10.

Gast, U., Zündorf, F., Oswald, T. & Hofmann, A. (2000). *Das Strukturierte Klinische Interview für Dissoziative Störungen (SKID-D) (dt. Bearbeitung). Interviewheft und Manual*. Göttingen: Hogrefe.

Grey, N., Young, K. & Holmes, E. (2002). Cognitive restructuring within reliving: A treatment for peritraumatic emotional "hotspots" in Posttraumatic Stress Disorder. *Behavioural and Cognitive Psychotherapy, 30*, 37-56.

Grunert, B. K., Smucker, M. R., Weis, J. M. & Rusch, M. D. (2003). When prolonged exposure fails: Adding an imagery-based cognitive restructuring component in the treatment of industrial accident victims suffering from PTSD. *Cognitive and Behavioral Practice, 10*, 333-346.

Hamilton, M. (1967). Development of a rating scale for primary depressive illness. *British Journal of Social and Clinical Psychology, 6*, 278-296.

Hamilton, M. (1996). Hamilton Anxiety Scale; Fremdbeurteilungs-Skala (F). In: Collegium Internationale Psychiatriae Scalarum (Hrsg.), *Internationale Skalen für die Psychiatrie*. Göttingen: Beltz.

Hautzinger, M. & Bailer, M. (1991). *Allgemeine Depressionsskala (ADS). Die deutsche Version des CES-D*. Weinheim: Beltz.

Hautzinger, M., Bailer, M., Worall, H. & Keller, F. (1992). *Das Beck Depressionsinventar - BDI*. Bern: Huber.

Henry, W. P., Schacht, T. E. & Strupp, H. H. (1990). Patient and therapist introject, interpersonal process, and differential psychotherapy outcome. *Journal of Consulting and Clinical Psychology, 58*, 768-774.

Horowitz, M. J. (1986). *Stress response syndromes* (2. ed.). Northvale, NJ: Jason Aronson.

Horowitz, M. J., Wilner, N. & Alvarez, W. (1979). Impact of Event Scale: a measure of subjective stress. *Psychsomatic Medicine, 41*, 209-218.

Kaiser, S. (2002). *Traumapatienten im Ambulant Betreuten Wohnen. Klienten und Sozialarbeiter in zwei Leipziger Einrichtungen*. Unveröff. Diplomarbeit, Leipzig: Hochschule für Technik, Wirtschaft und Kultur, Fachbereich Sozialwesen.

Kernberg, O. F. (1997). *Innere Welt und äussere Realität: Anwendungen der Objektbeziehungstheorie* (3. Aufl.). Stuttgart: Verlag Internationale Psychoanalyse.

Kirsch, A. (2001). *Trauma und Wirklichkeit: wiederauftauchende Erinnerungen aus psychotherapeutischer Sicht*. Stuttgart: Kohlhammer.

Klages, U. (1989). *Fragebogen irrationaler Einstellungen (FIE). Handanweisung*. Göttingen: Hogrefe.

Krampen, G. (1994). *Skalen zur Erfassung von Hoffnungslosigkeit (H-Skalen)*. Göttingen: Hogrefe.

Lamprecht, F. (Hrsg.) (2000a). *Praxis der Traumatherapie. Was kann EMDR leisten?*. Stuttgart: Pfeiffer bei Klett-Cotta.

Lamprecht, F. (2000b). Spuren im Körper, Erinnerung und EMDR. In F. Lamprecht (Hrsg.), *Praxis der Traumatherapie. Was kann EMDR leisten?* (S. 36-62). Stuttgart: Pfeiffer bei Klett-Cotta.

Lang, E. J. (1977). Imagery in therapy: An information processing analysis of fear. *Behavior Therapy*, *8*, 862-886.

Laux, L., Glanzmann, P., Schaffner, P. & Spielberger, C. D. (1981). *Das State-Trait-Angstinventar. Theoretische Grundlagen und Handanweisung*. Weinheim: Beltz.

Lempa, W. (2000). Stationäre konflikt- und lösungsorientierte psychoanalytische Traumatherapie unter Einbeziehung der EMDR-Methode. In F. Lamprecht (Hrsg.), *Praxis der Traumatherapie. Was kann EMDR leisten?* (S. 114-144). Stuttgart: Pfeiffer bei Klett-Cotta.

Lueger-Schuster, B. (2004). Psychotrauma. Die Posttraumatische Belastungsstörung. In A. Friedmann, P. Hofmannn, B. Lueger-Schuster, M. Steinbauer & D. Vyssoki (Hrsg.), *Psychotrauma: Die Posttraumatische Belastungsstörung* (S. 65-74). Wien: Springer.

Maercker, A. (1997). Besonderheiten bei der Behandlung der posttraumatischen Belastungsstörung. In A. Maercker (Hrsg.), *Therapie der Posttraumatischen Belastungsstörungen* (S. 51-74). Berlin: Springer.

Maercker, A. (1998). Kohärenzsinn und persönliche Reifung als salutogenetische Variablen. In J. Margraf, J. Siegrist & J. Neumer (Hrsg.), *Gesundheits- oder Krankheitstheorie? Saluto- versus pathogenetische Ansätze im Gesundheitswesen* (S. 187-197). Berlin: Springer.

Maercker, A. & Ehlert, U. (2001). Psychotraumatologie - eine neue Theorie- und Praxisperspektive für verschiedene medizinische Disziplinen. In A. Maercker & U. Ehlert (Hrsg.), *Psychotraumatologie: Jahrbuch der Medizinischen Psychologie* (S. 11-23). Göttingen: Hogrefe.

Maercker, A. & Schützwohl, A. (1998). Erfassung von psychischen Belastungsfolgen: Die Impact of Event Scale-revidierte Version (IES-R). *Diagnostica, 44*, 130-141.

Margraf, J. (Hrsg.) (1996). *Lehrbuch der Verhaltenstherapie* (Band 1). Berlin: Springer.

Mazzoni, G. & Memon, A. (2003). Imagination can create false autobiographical memories. *Psychological Science, 14*, 186-188.

Mertens, W. (1992). *Kompendium psychoanalytischer Grundbegriffe.* München: Quintesenz Verlags-GmbH.

Ohanian, V. (2002). Imagery rescripting within cognitive behavior therapy for bulimia nervosa: An illustrative case report. *International Journal of Eating Disorders, 31*, 352-357.

Rachman, S. (1980). Emotional processing. *Behavior Research and Therapy, 18*, 51-60.

Reddemann, L. (2002). *Imagination als heilsame Kraft - Zur Behandlung von Traumaolgen mit ressourcenorientierten Verfahren.* Stuttgart: Pfeiffer bei Klett-Cotta.

Resick, P. A. (2003). *Stress und Trauma. Grundlagen der Psychotraumatologie.* Bern: Hans Huber.

Resick, P. A. & Schnicke, M. K. (1993). *Cognitive processing therapy for rape victims: a treatment manual.* Newbury Park: Sage Publications.

Rothbaum, B. O., Foa, E. B. & Hembree, E. A. (2003). Kognitive Verhaltenstherapie bei posttraumatischen Belastungsstörungen: Formen und Wirksamkeit. In A. Maercker (Hrsg.), *Therapie der Posttraumatischen Belastungsstörungen* (2. überarb. und ergänzte Aufl.) (S. 51-74). Berlin: Springer.

Rusch, M. D., Grunert, B. K., Mendelsohn, R. A. & Smucker, M. R. (2000). Imagery rescripting for recurrent, distressing images. *Cognitive and Behavioral Practice, 7*, 173-182.

Sack, M. (2000). Die Behandlung Posttraumatischer Belastungsstörungen. In F. Lamprecht (Hrsg.), *Praxis der Traumatherapie. Was kann EMDR leisten?* (S. 63-113). Stuttgart: Pfeiffer bei Klett-Cotta.

Schnyder, U. (1999). *Clinician-Administered PTSD Scale for DSM-IV (dt. Übersetzung).* Unveröff. Dokument, Zürich: Universitätsspital Zürich, Psychiatrische Poliklinik.

Schnyder, U. & Moergeli, H. (2002). German Version of Clinician-Administered PTSD Scale. *Journal of Traumatic Stress*, *15*, 487-492.

Schwarz, R. A. (2002). *Tools for transforming traumata.* New York: Brunner-Routledge.

Schwarzer, R. & Jerusalem, M. (Hrsg.) (1999). *Skalen zur Erfassung von Lehrer- und Schülermerkmalen. Dokumentation der psychometrischen Verfahren im Rahmen der Wissenschaftlichen Begleitung des Modellversuchs Selbstwirksame Schulen.* Berlin: Freie Universität Berlin.

Shapiro, F. (1998). *EMDR - Grundlagen und Praxis: Handbuch zur Behandlung traumatisierter Menschen.* Paderborn: Junfermann.

Siol, T., Flatten, G., & Wöller, W. (2004). Epidemiologie und Komorbidität der Posttraumatischen Belastungsstörung. In G. Flatten, U. Gast, A. Hofmann, P. Liebermann, L. Reddemann, T. Siol, W. Wöller & E. R. Petzold (Hrsg.), *Belastungsstörung – Leitlinie und Quellentext* (2. Aufl.) (S. 85-102). Stuttgart: Schattauer-Verlag.

Smucker, M. R. & Dancu, C. V. (1999). *Cognitive-behavioral treatment for adult survivors of childhood trauma. Imagery Rescripting and Reprocessing.* Northvale: Jason Aronson.

Smucker, M. R. & Niederee, J. (1995). Treating incest-related PTSD and pathogenic schemas through imaginal exposure and rescripting. *Cognitive and Behavioral Practice*, *2*, 63-92.

Smucker, M. R., Grunert, B. K. & Weis, J. M. (2003). Overcoming roadblocks in cognitive-behavior therapy with PTSD: A new algorithm treatment model. In R. L. Leahy (ed.), *Overcoming Roadblocks in Cognitive Therapy* (S. 175-194). New York, NY: Guilford Press.

Smucker, M. R., Grunert, B. K. & Weis, J. M. (2004). *Bewertungsalgorithmus für PTBS.* Unveröff. Dokument, Milwaukee, WI: Medical College of Wisconsin.

Steil, R. (2002). Fragebogen zu dysfunktionalen Kognitionen. In J. Hoyer & J. Margraf (Hrsg.), *Angstdiagnostik* (S. 383-387). Berlin: Springer.

Steil, R. (2005). Posttraumatische und Akute Belastungsstörung. In E. Leibung, W. Hiller & S. K. D. Sulz (Hrsg.), *Lehrbuch der Psychotherapie für die Ausbildung zur/zum Psychologischen PsychotherapeutIn und für die ärztliche Weiterbildung, 3, Verhaltenstherapie* (3. Aufl.) (S. 285-297). München: CIP-Medien.

Taylor, S. (2006). *Clinician's guide to PTSD. A cognitive-behavioral approach.* New York, NY: Guilford Press.

Terr, L. C. (1991). Childhood traumas: An outline and overview. *American Journal of Psychiatry*, *148*, 10-20.

Van der Hart, O., Steele, K., Boon, S. & Brown, P. (1995). Die Behandlung traumatischer Erinnerungen: Synthese, Bewusstwerdung und Integration. *Hypnose und Kognition*, *12*, 34-67.

Van der Kolk, B. A. & Van der Hart, O. (1991). The intrusive past: the flexibility of memory and the engraving of trauma. *American Imago*, *48*, 425-454.

Vetter, S. & Smucker, M. R. (Hrsg.) (1997). *Imagery Rescripting. Therapiemanual zur Behandlung von posttraumatischen Belastungsstörungen (PTSD) nach sexuellem Missbrauch.* Thun, Schweiz: Vetter Druck AG.

World Health Organisation. (2005). *Internationale Klassifikation psychischer Störungen. ICD-10 Kapitel V Forschungskriterien. Klinisch-diagnostische Leitlinien* (5., durchgesehene u. ergänzte Aufl.). Bern: Huber.

Zerrsen, D. v. (1976). *Die Beschwerden-Liste. Manual.* Weinheim: Beltz.

Zöllner, T., Calhoun, L. G. & Tedeschi, R. G. (2006). Trauma und persönliches Wachstum. In A. Maercker & R. Rosner (Hrsg.), Psychotherapie der posttraumatischen Belastungsstörungen (S. 36-45). Stuttgart: Georg Thieme.

Teil III – Anhang

Anhang A Falldarstellungen

Es werden zwei Fallbeispiele zur IRRT vorgestellt. Das Fallbeispiel 1 „Typ I-Trauma: IRRT nach Arbeitsunfall mit Handverletzung“ zeigt das mögliche Vorgehen zur Behandlung von PTBS nach Typ I-Trauma. Fallbeispiel 2 „Typ II-Trauma: IRRT nach sexuellem Missbrauch“ zeigt das mögliche Vorgehen nach Typ II-Trauma.

Das Fallbeispiel 1 – Typ I-Trauma: IRRT nach Arbeitsunfall mit Handverletzung

Fallbeispiel 2 – Typ II-Trauma: IRRT nach sexuellem Missbrauch

Fallbeispiel 1 – Typ I-Trauma
IRRT nach Arbeitsunfall mit Handverletzung

Tony, ein 34-jähriger Fabrikarbeiter puerto-ricanischer Abstammung, hatte bei einem Arbeitsunfall seine Hand in einer heißen Presse eingeklemmt. Es dauerte einige Minuten, bis die Hand befreit wurde, in denen er unter furchtbaren Schmerzen und der Angst, seine Hand zu verlieren, litt. Den Ärzten gelang es die Hand zu retten. Allerdings entwickelte Tony nach dem Unfall eine ausgeprägte PTBS-Symptomatik, unter anderem erlebte er seit dem Unfall 15 bis 20 Flashbacks pro Tag mit einer Dauer von je 5 bis 15 Minuten, in denen er sich hilflos in der Maschine eingeklemmt sah und in denen die Angst, seine Hand zu verlieren, wieder real wurde. Ungefähr acht Wochen nach dem Unfall wurde er an Mervin R. Smucker, Ph.D., zur Behandlung überwiesen. Nachdem drei Sitzungen mit verlängerter Exposition keine Veränderung erbrachten, wurde die Behandlung mit IRRT fortgesetzt. Es folgt ein Ausschnitt aus einer IRRT-Sitzung, welcher die drei Phasen der Imaginations- und Reskriptionsarbeit umfasst.

T = Therapeut P = Patient

Fallbeispiel 1 – dt. Übersetzung	**Case Example 1 – engl. Original**
T: *Lassen Sie jetzt Ihren Körper einfach entspannen und lockern Sie die Muskeln im Gesicht und im Nacken. Spüren Sie, wie sich Arme und Hände warm und angenehm anfühlen. Atmen Sie ruhig und gleichmäßig. Lockern Sie auch die Muskeln in den Beinen und den Füssen. Ich möchte, dass Sie eine Sache im Hinterkopf behalten, während wir das heute durcharbeiten. Sie haben bereits alles, was heute passieren wird, überlebt, alle diese Dinge sind nur Erinnerungen. Sie haben das alles schon durchgemacht und überstanden. Ich bitte Sie nun, dass Sie sich den Morgen des Tages, an dem der Unfall passiert ist, bildhaft vorstellen. Sie und Ihre Frau machen sich fertig für die Arbeit. Wenn Sie soweit sind, sagen Sie mir bitte, was Sie sehen.*	T: *Just let your body relax and loosen the muscles in your face and your neck. Let your arms and your hands feel warm and comfortable. Keep your breathing smooth and even. And loosen the muscles in your legs and your feet. Now one of the things that I want you to always kind of keep in the back of your mind as we go through this today is that you already survived everything that's going to happen and all these are of memories. You have already been through this and you made it through it. So now what I'd ask you to do is just picture yourself back on the morning of the day of the accident. You and your wife are getting ready to leave for work. When you're ready, begin to tell me what you're picturing, what you're visualizing.*

Fallbeispiel 1 – dt. Übersetzung	**Case Example 1 – engl. Original**
P: Ich steh' wie immer auf und gehe in die Garage, steige ins Auto ein und lasse den Motor warmlaufen.	P: Like always, I get up and go to the garage. Get in the car and warm it up.
T: Lassen Sie den Motor warmlaufen?	*T: Are you the one that warms it up?*
P: Ja.	P: Yes.
T: Okay.	*T: Okay.*
P: Wir fahren jetzt los zur Arbeit.	P: We're leaving for work.
T: Okay. Fahren Sie oder Ihre Frau?	*T: Okay. Are you driving or is she driving?*
P: Ich fahre.	P: I am.
T: Sie fahren? Okay.	*T: You're driving? Okay.*
P: Und, uh, wir fahren auf den Parkplatz.	P: And, uh, we get into the parking lot.
T: Gut, Sie können also bildlich sehen, wie Sie einparken.	*T: Okay. So you can picture yourself pulling into the parking lot, then.*
P: Ja.	P: Yes.
T: Wie sieht das denn aus, Tony?	*T: What does that look like, Tony?*
P: Oh, so wie immer, wie jeden Tag.	P: Oh, the same as always everyday.
T: Okay.	*T: Okay.*
P: Wir parken und holen unser Mittagessen vom Rücksitz. Dann gehen wir zu dem Gebäude.	P: We park and we got a lunch in the back seat and we get it out. We're walking toward the building.
T: Okay.	*T: Okay.*
P: Wir gehen rein, sie geht in ihre Richtung und ich in meine zu den Spinden.	P: We go in and she goes her way and I go mine to the locker room.
T: Okay.	*T: Okay.*
P: Ich gehe also in den Umkleideraum, während sie die Kollegen grüßt, die in dem Raum sind.	P: Then I go into the locker room while she greets the fellows in the locker room.
T: Können Sie das mal machen?	*T: Can you do that?*
P: Hey, wie geht's Jungs?	P: Hey, how are you doing, guys?
T: Wie reagieren sie?	*T: How do they respond?*
P: Wie geht's, Kleine? Dann gehe ich zum Spind. Ich habe meine Uniform schon an. Ich ziehe meine Tennisschuhe aus und ziehe meine Arbeitsschuhe mit Stahlkappe an. Ich nehme die Sicherheitsbrille, den	P: What's up, babe? Then I go to a locker. I already have my uniform on and I take off my tennis shoes and put on my steel toed boots and I get my safety glasses and my earplugs and my toolbox and we all sit there for a few minutes

Fallbeispiel 1 – dt. Übersetzung

Gehörschutz, meine Werkzeugkiste. Wir setzen uns alle noch für ein paar Minuten hin, weil wir ein bisschen zu früh dran sind. Ich geh' dann noch mal raus und hoch in die Cafeteria und hole mir einen Kaffee. Dann schaue ich für ein paar Minuten in der Abteilung meiner Frau vorbei und wir sitzen und reden dort für ungefähr 5 Minuten. Danach gehe ich in meine Abteilung.

T: Okay. Sie sind also gerade auf dem Weg in Ihre Abteilung?

P: Ja.

T: Wie weit ist das?

P: Ungefähr eine Minute zu laufen.

T: Okay. Was sehen Sie auf dem Weg dahin?

P: Nur ein paar Kollegen und meinen Chef.

T: Okay.

P: Und, hm, ich gehe immer zum Schreibtisch und schaue auf dem Plan nach, welche Maschine ich heute bediene.

T: Okay. Wie fühlen Sie sich gerade auf einer Skala von 1 bis 10, wenn 10 schrecklich unwohl und1 völlig entspannt und angenehm ist – wie fühlen Sie sich jetzt, wo Sie die Maschinenaufteilung studieren?

P: Puh, gerade ungefähr bei 4.

T: Okay.

P: Ich schaue also den Plan durch und sehe, dass ich die AR1 bediene.

T: Okay.

P: Ich gehe also zu der Maschine und überprüfe sie, um sicherzustellen, dass alles problemlos läuft.

T: Mmm hmm.

Case Example 1 – engl. Original

because we're kind of early. Then I go out and go up to the cafeteria to get a cup of coffee. Then I go by my wife's department for a few minutes and we sit there and talk and about 5 minutes to I go to my department.

T: Okay. So right now you're going towards your department?

P: Yeah.

T: And how far away is that?

P: About a minute walk.

T: Okay. What do you see as you're walking to your department?

P: Just some of the guys and my boss.

T: Okay.

P: And, um, I always go to up by the desk and check the chart to see what machine I'm running.

T: Okay. Now, on that scale of 1 to 10, where 10 is terribly uncomfortable, 1 is completely relaxed and comfortable, how do you feel right now when you're checking that chart?

P: Uh, about a 4 right now.

T: Okay.

P: So then I check the chart and I see I'm running AR1.

T: Okay.

P: So I go up to machine, check it to make sure everything is running properly.

T: Mmm hmm.

Fallbeispiel 1 – dt. Übersetzung	**Case Example 1 – engl. Original**
P: Ich überprüfe die Zuleitungseinrichtung darauf, dass kein Sand drin ist und dass sie gut gesäubert ist.	P: I check the hopper to make sure there aren't any sand in it and it's cleaned out.
T: Und, ist sie das?	*T: And is it?*
P: Ja.	P: Yeah.
T: Okay.	*T: Okay.*
P: Dann gehe ich. Ich muss einen Eimer voll Sand holen und ihn in die Zuleitungseinrichtung schütten	P: So then I go. I have to go and get a bucket of sand and I have to pour it in the hopper.
T: Machen Sie das gerade?	*T: And are you doing that now?*
P: Ja.	P: Yes.
T: Okay.	*T: Okay.*
P: So, dann bereite ich mich weiter darauf vor, die Maschine zu starten.	P: So then I proceed to get ready to run the machine.
T: Okay. Wie unwohl fühlen Sie sich jetzt auf der 1-10 Skala?	*T: Okay. And how uncomfortable do you feel now on that 1 to 10 scale?*
P: Ungefähr bei 6.	P: About a 6.
T: Okay.	*T: Okay.*
P: Dann starte ich die Maschine, und hm, die Maschine läuft für eine Weile ohne Probleme. Dann bleibt plötzlich ein Teil stecken.	P: So, I start to run the machine and the machine, you know, is running okay for a little while and all of a sudden the part starts sticking.
T: Was passiert, wenn ein Teil stecken bleibt?	*T: What happens when they stick?*
P: Tja, man soll die Tür öffnen und die Maschine hält dann automatisch an. Und dann greift man da mit der Hand rein und holt das Teil raus.	P: Well, you're supposed to open the door and the machine stops automatically and you stick your hand in there and get the part out.
T: Okay. Es ist also genau in der Form steckengeblieben? Ist das passiert?	*T: Okay. So it actually sticks right in the mold? Is that what happens?*
P: Genau. Die Form hat zwei Seiten.	P: Yes. There's two sides of the mold.
T: Okay.	*T: Okay.*
P: Also, ich hole das Teil raus und lass' die Maschine weiterlaufen. Ich sprühe eine Lösung rein, die verhindern soll, dass die Teile hängenbleiben.	P: So, I get the part out and then continue to run. I spray it with some solution that's supposed to help it stop sticking.

Fallbeispiel 1 – dt. Übersetzung	**Case Example 1 – engl. Original**
T: Okay.	*T: Okay.*
P: Dann läuft sie für eine Weile und es bleibt wieder was hängen, so dass ich das wieder mache. Und so geht das immer mal wieder. Dann ...	P: And it runs for a little while and then it starts doing it again so I have to do it again and it continues to do that every once in a while. Then I…
T: Die Maschine fertigt also einige Teile korrekt an und bleibt dann immer wieder stecken?	*T: So it will make a couple of parts correctly and then it will stick?*
P: Mmm hmm. Genau.	P: Mmm hmm. Right.
T: Okay.	*T: Okay.*
P: Dann habe ich meinen Chef gerufen, bin hin zu ihm und ich sage: "Mike, mit der Maschine ist was nicht in Ordnung. Die Teile bleiben dauernd stecken."	P: And then I called my boss and I went up to him and I say, "Mike, the machine just seems to be, you know, just not right, man. The parts are sticking."
T: Und was sagt Mike?	*T: And what does Mike say?*
P: Okay, lass' mal sehen, was wir machen können. Er überprüft die Maschine. Er checkt die Temperatur.	P: Well, let's see what we can do. So he checks the machine. He checks the heat.
T: Okay. Ich nehme an, das ist alles in Ordnung?	*T: Okay. And that's all okay, I presume?*
P: Ja. Er sagt, alles ist okay. Wie üblich sagt er „Hau rein!" und, um...	P: Yes. He says everything is okay. So, like, as usual, he said "well, rock and roll" and, um…
T: Geht er dann weg oder was geschieht?	*T: Does he walk away then or, what happens?*
P: Ja, Ja.	P: Yeah, yes.
T: Okay.	*T: Okay.*
P: Ich lasse also die Maschine weiter laufen. Und es ist so gegen 8.00 Uhr.	P: And then I continue to run the machine and it's coming about around 8:00.
T: Okay.	*T: Okay.*
P: Und, ja, ich habe da so eine Tabelle, die man ausfüllen muss.	P: And, um, yeah, I've got a chart that you've got to fill out.
T: Okay.	*T: Okay.*
P: Also nehm' ich den Zettel und trage ein, wie viele Teile ich in der Zeit gemacht habe in das rote Feld und in das grüne Feld.	P: And so I proceed to the chart and I'm filling out the chart and how many parts I've done at that time here in the red zone and the green zone.

Fallbeispiel 1 – dt. Übersetzung	**Case Example 1 – engl. Original**
T: Was bedeutet das?	*T: And what does that mean?*
P: Das bedeutet, dass du den Prozentsatz schaffst, den sie verlangen.	P: That means that you're getting the percentage that they want.
T: Ah, verstehe. Das zeigt dir also, ob Du im Schnitt bist.	*T: Oh, I see. So, it tells you whether you're on target or.*
P: Oder nicht im Schnitt.	P: Or I'm off.
T: Verstehe.	*T: I see.*
P: Und dann soll man aufschreiben, welche Probleme es mit der Maschine gab.	P: And then you gotta write down what kind of problems you had with the machine.
T: Mmm, hmm. Und wo sind Sie jetzt auf der Skala von 1 bis 10, als Sie das aufschreiben?	*T: Mmm hmm. And how are you on that 1 to 10 scale right now as you're writing that down?*
P: Umm... so bei 50%	P: Umm…about 50%.
T: Okay. Sie arbeiten also hart, kriegen aber nicht die Prozente, die...	*T: Okay. So you're working hard but you're not able to get the percentage that…*
P: Nein, weil die Teile hängen bleiben.	P: No, because the parts are sticking.
T: Genau.	*T: Right.*
P: Und das hält mich auf. Die Maschine läuft nicht konstant.	P: And it's slowing me down. The machine is not continuous.
T: Okay.	*T: Okay.*
P: So, nachdem ich die Tabelle ausgefüllt habe, gehe ich zurück an die Arbeit und schließe die Tür.	P: So, after I do that chart I go back to start working and I close the door.
T: Wie unwohl fühlen Sie sich eben jetzt auf der Skala von 1 bis 10, wo sie zurück an der Maschine sind?	*T: Okay. Now, right now, on that 1 to 10 scale, how uncomfortable do you feel now that you've gone back to the machine?*
P: Es wird so langsam eine 8.	P: It's starting to get about an 8.
T: Okay.	*T: Okay.*
P: (Seufzer). Ich mache also die Tür zu und lasse die Maschine wieder anlaufen.	P: (Sigh). So I close the door and continue to run the machine.
T: Okay.	*T: Okay.*
P: Und das Teil bleibt stecken. Also greif' ich mit meiner Hand rein und (tiefer Atemzug).	P: And the part gets stuck. So I stick my hand in there and (deep breath).
T: Sie öffnen die Tür.	*T: You open the door.*
P: Ich öffne die Tür und greife mit der	P: I open the door and I stick my

Fallbeispiel 1 – dt. Übersetzung	**Case Example 1 – engl. Original**
Hand rein, um das Teil rauszuholen...	hand in there to, to get the part out…
T: Was müsste passieren?	*T: And what should happen?*
P: Die Maschine müsste stoppen.	P: The machine should shut down.
T: Und Sie müssten das Teil rausholen können?	*T: And you should be able to get the part out?*
P: So ist es.	P: Right.
T: Was passiert?	*T: What does happen?*
P: Ich greife rein ... die Maschine erfasst meine Hand und meine Hand steckt fest und ich schreie (Seufzer). Helft mir. PETER! (Schweres Atmen). Peter, hilf mir! Hilf mir! (Weint) Hilfe!	P: I stick my hand in there to... the machine closes on my hand and my hand is stuck in there and I'm screaming. (Sigh.) Somebody help me. PETER! (Deep breathing.) Peter, help me! Help me! (Cries.) Help!
T: Und was macht Peter?	*T: And what does Peter do?*
P: Er versucht, den Schalter umzulegen. (Weint) Meine, meine Hand. Hilf ihr. (Weint).	P: He tried to turn the button. (Cries.) My, my, my hand. Help it. (Cries.)
T: Und was passiert jetzt?	*T: And now what's happening?*
P: Meine Hand brennt. Sie tut weh.	P: My hand is burning. It's hurting.
T: Ja, genau. Was passiert noch mit Peter und den anderen?	*T: Yes, it is. What else is happening with Peter and the other people?*
P: Alle laufen rum und der Chef läuft einfach nur hin und her, hin und her und sie helfen nicht. Sie machen gar nichts.	P: And everybody's walking around and the boss is there just running back and forth, running back and forth, and they're not helping. They're not doing nothing.
T: Wie geht es Ihnen damit?	*T: And how are you feeling about that?*
P: Ich werde verrückt. Und ich frage mich, warum? Warum helfen die nicht? Warum, was ist los? Ich kriege meine Hand nicht raus. Helft mir. Helft mir. Meine Hand, meine Hand.	P: Mad. And, and, and I wonder why? Why don't they help? Why, what's wrong? I can't get my hand out. Help me. Help me. My hand, my hand, my hand.
T: Und was machen die ganzen Leute?	*T: And what are all the people doing?*
P: Sie schauen einfach nur. Helft mir. Helft mir. Oh, meine Hand.	P: Just looking. Help me. Help me. Oh, my hand.
T: Was passiert mit Ihrer Hand?	*T: What is happening to your hand?*
P: Sie brennt. Sie brennt.	P: It's burning. It's burning.

Fallbeispiel 1 – dt. Übersetzung	**Case Example 1 – engl. Original**
T: Und was machen die ganzen Leute?	*T: And what are all the people doing?*
P: Schauen mich einfach an. Sie machen alle überhaupt nichts.	P: Just looking at me. They're all not doing anything.
T: Okay. Wenn Sie heute da reingehen könnten, und Sie könnten sehen, wie alle zuschauen, wie Ihre Hand brennt, was würden Sie da tun?	*T: Okay. If you could walk in there today and you could see all those people watching your hand burning, what would you do today?*
P: Weiß ich nicht.	P: I don't know.
T: Was würden Sie tun? Würden Sie sich selbst zuschauen, wie Ihre Hand brennt? Was würden Sie tun?	*T: What would you do? Would you watch yourself with your hand burning that day? What would you do?*
P: Wahrscheinlich hätte ich mich selbst nur angeschaut.	P: I probably would have watched myself.
T: Hätten Sie? Glauben Sie, Sie würden dort stehen und sich zuschauen, wie Sie mit brennender Hand in der Maschine stecken? Was würden Sie machen?	*T: Would you? You think you would stand there today and watch yourself on that day stuck in that machine with your hand burning? What would you do?*
P: Ich würde versuchen, mir zu helfen.	P: I would try to help myself.
T: Was sehen Sie sich machen?	*T: What do you see yourself doing?*
P: Versuchen, das gleiche zu machen, wie Peter, und Knöpfe drücken und...	P: Trying to do the same thing Peter did and turning buttons and...
T: Und was passiert dadurch?	*T: And what's happening as you do that?*
P: Die Maschine öffnet sich. Ich bin befreit.	P: The machine is opening. I'm free.
T: Wie fühlt sich das an?	*T: And how do you feel about that?*
P: Besser, aber da ist noch immer der Schmerz.	P: Better, but still in pain.
T: Ja, Sie haben starke Schmerzen. Wie fühlen Sie sich heute, wenn Sie sich vorstellen, wie das passiert?	*T: Yes, you are in a lot of pain. How do you feel yourself today picturing that happening?*
P: Ich fühle mich besser, weil ich weiß, dass ich die Hand noch habe.	P: I feel better because I know that I have my hand.
T: Woher wissen Sie das?	*T: And how do you know that?*
P: Weil ich sie sehe und fühle.	P: Because I see it and I feel it.

Fallbeispiel 1 – dt. Übersetzung	**Case Example 1 – engl. Original**
T: Und was fürchten Sie am meisten an dem Tag, als der Unfall passiert?	*T: And what are you most afraid of that day when the accident happened?*
P: Dass ich meine Hand verliere (weint).	P: I'm losing my hand. (Cries.)
T: Und was können Sie heute – in der Fabrik, wo Sie sich gerade aus der Maschine befreit haben – was können Sie machen, damit Sie es besser verstehen?	*T: And what can you today, back in that factory, you just freed yourself that day from the machine, what can you do today to help yourself understand?*
P: Ich kann sagen, dass ich weiß, dass es mir besser geht. Ich habe meine Hand.	P: Say that I know that I'm better. I got my hand. I have my hand.
T: Können Sie sich das selbst sagen?	*T: Can you tell that to yourself?*
P: Ja.	P: Yes.
T: Machen Sie das.	*T: Go ahead.*
P: Oh, ich weiß, es geht mir besser. Ich habe meine Hand. Ich kann meine Finger bewegen und ich danke Gott.	P: Oh, I know I'm better. I have my hand. I can move my fingers and I thank God.
T: Und wie antworten Sie an dem Tag, mit dem ganzen Schmerz, den sie haben und mit der Angst, die Hand zu verlieren?	*T: And how do you respond that day in the pain that you're in with that fear that you're going to have no hand.*
P: Oh, verängstigt und in Panik, hoffnungslos. Ich weiß nicht.	P: Oh, scared and terrified and disillusioned. I don't know.
T: Können Sie sich selbst sagen, was in den nächsten 4 bis 6 Wochen geschehen wird?	*T: Can you tell yourself what will be happening over the next 4 weeks or 6 weeks?*
P: Meine Hand wird sich bessern.	P: My hand to be getting better.
T: Heute wissen Sie doch, wo Sie durch mussten, um da anzukommen, wo Sie jetzt sind, oder ?	*T: Well, you know today what you had to go through to get where you are, right?*
P: Ja.	P: Yes.
T: Können Sie das Ihrem Selbst von damals mitteilen?	*T: Can you share that with yourself that day?*
P: Nein.	P: No.
T: Warum nicht?	*T: Why?*
P: Weil ich nicht wusste, was... was...	P: Because I didn't know what...what...
T: Aber heute wissen Sie es. Denken	*T: But you know today. You*

Fallbeispiel 1 – dt. Übersetzung

Sie daran, Sie unterhalten sich so, wie Sie heute sind. Sie sind durch Zauberkräfte zurück in die Vergangenheit gegangen. Und sie sprechen mit dem Tony, dessen Hand gerade befreit ist. Was sollte dieser Tony wissen?

P: Dass es wieder gut wird.

T: Können Sie ihm sagen, was passieren wird?

P: Ja.

T: Tun Sie es.

P: Alles wird wieder gut. Die Ärzte, die sich um Dich kümmern werden, wissen was sie machen.

T: Und was antwortet Tony, der gerade Verbrennungen erlitt?

P: Ich glaube Dir.

T: Was antworten Sie ihm?

P: Ich würde ihm glauben, dass alles gut wird.

T: Was würden Sie ihm noch gerne sagen oder für ihn tun?

P: Uh, ich würde ihn gerne trösten, aber...

T: Machen Sie es ruhig.

P: Mach dir keine Sorgen. Alles wird wieder. Versuch jetzt nur, die Schmerzen auszuhalten. Alles wird gut.

T: Wo ist Tony von damals in Bezug auf Sie? Stehen Sie vor ihm oder wo sind sie beide?

P: Ich stehe an seiner Seite und halte ihn.

T: Halten ihn? Wie geht es ihm damit?

P: Er fühlt sich wohler.

T: Und wie fühlen Sie sich damit?

Case Example 1 – engl. Original

remember, you're having a conversation as you are today. You've magically gone back there in time. And you're talking to the Tony who just got his hand out of the machine. What does that Tony need to know?

P: That it's going to be all right.

T: Can you tell him about what is going to happen?

P: Yes.

T: Go ahead and tell him.

P: Everything's going to be all right. The doctors that are going to take care of you know what they're doing.

T: And how does Tony who's just been burned respond?

P: I believe in you.

T: And how do you respond to him?

P: I would believe him and understand that everything is gonna be okay.

T: What else would you like to say or do for him?

P: Uh, I'd like to comfort him but...

T: Go ahead and do that.

P: Don't worry. You're going be fine. Just try to bear with the pain for now. Everything is going be fine.

T: And where is Tony that day compared to you? Are you standing in front of him or where are the two of you?

P: Yes. I'm standing on the side of him and holding him.

T: And holding him? And how does he feel about that?

P: More comfortable with himself.

T: And how do you feel about that?

Fallbeispiel 1 – dt. Übersetzung	**Case Example 1 – engl. Original**
P: Ich fühle mich in mir wohl.	P: I feel comfortable within myself.
T: Wenn Sie sich jetzt die Maschine anschauen, die Tony an dem Tag die Hand verbrannt hat, möchten Sie da irgendetwas mit ihr machen oder zu ihr sagen?	*T: Now, as you look at the machine that just burned Tony that day, is there anything you'd like to say or do?*
P: Ich würde Sie gerne in die Luft jagen.	P: I'd like to blow it up.
T: Geht das?	*T: Can you do that?*
P: Ja.	P: Yes.
T: Was machen Sie, um das zu bewerkstelligen?	*T: And what are you doing now to accomplish that?*
P: Ich lege da Dynamit drauf und sprenge sie einfach in die Luft.	P: I'm putting some dynamite on it and just blowing it to bits.
T: Wie sieht das jetzt aus?	*T: And what does it look like now?*
P: Tausend Teilchen, überall verstreut.	P: It's all in pieces. Shattered everywhere.
T: Wie fühlen Sie sich damit?	*T: How are you feeling about that?*
P: Ich fühle mich ein bisschen wohler. Entspannter.	P: A little bit more comfortable with myself. More at ease.
T: Was fühlen Sie gegenüber der Maschine.	*T: How do you feel towards the machine?*
P: Das hast du verdient. Bin froh, dass Du weg bist.	P: It's good for you. Glad you're gone.
T: Wie antwortet die Maschine?	*T: How does the machine respond?*
P: Sie hat nichts zu sagen.	P: It has nothing to say.
T: Wie antworten Sie darauf.	*T: How do you respond to that?*
P: Mit Wut.	P: With anger.
T: Wie bringen Sie die zum Ausdruck?	*T: How do you express that?*
P: Ich finde, dass sich die Maschine bei mir entschuldigen sollte. Irgendwie.	P: I feel that the machine should apologize to me. Something.
T: Können Sie sich bildlich vorstellen, wie sie das macht?	*T: Can you picture it doing that?*
P: Nein.	P: No.
T: Was hält die Maschine davon ab, sich bei Ihnen zu entschuldigen?	*T: What keeps the machine from apologizing to you?*
P: Keine Ahnung.	P: I don't know.
T: Wollte sie Sie verletzen?	*T: Did it want to hurt you?*
P: Keine Ahnung.	P: I don't know.

Fallbeispiel 1 – dt. Übersetzung	Case Example 1 – engl. Original
T: *Wo ist die Maschine im Moment?*	T: *Where is the machine right now?*
P: In der Fabrik, wo ich gearbeitet habe.	P: At the factory where I worked.
T: *Wo ist sie in der Szene, die sich sich vorstellen?*	T: *Where is it as you're picturing the scene?*
P: Nirgendwo, da gibt es nur noch tausend Einzelteile.	P: Nowhere. There's just pieces everywhere.
T: *Kann sie sich deshalb nicht entschuldigen?*	T: *Is that why it can't apologize?*
P: Wahrscheinlich.	P: Probably.
T: *Wie geht es Ihnen damit, dass die Maschine in Einzelteile gesprengt ist?*	T: *How do you feel about it being in pieces everywhere?*
P: Ich bin glücklich.	P: Happy.
T: *Wie fühlt sich Tony, mit seiner verbrannten Hand und den Schmerzen, damit?*	T: *How does Tony with his hand burned and in pain feel about that?*
P: Auch glücklich.	P: Also happy.
T: *Gibt es etwas, das er tun oder sagen möchte?*	T: *Is there anything that he would like to say or do?*
P: Gerade nicht.	P: Not at this point.
T: *Gut. Wo sind gerade Ihre Kollegen und Ihr Chef?*	T: *Okay. Where are your co-workers and your supervisor right now?*
P: Sie sind nicht da. Ich sehe sie nicht.	P: They're not around. I don't see them.
T: *Können Sie sie finden?*	T: *Can you find them?*
P: Sie sind im Hintergrund.	P: They're in the background.
T: *Wie Sie da stehen und Tony mit der verbrannten Hand halten, gibt's da irgendetwas, das einer von Ihnen beiden zu all den Leuten sagen oder mit ihnen machen möchte?*	T: *As you're holding Tony, who has his hand burned, is there anything either of you would like to say or do to all of those people?*
P: Nur zu denen, die nicht für mich da waren.	P: Only to the ones that weren't there.
T: *Okay. Und was möchten Sie ihnen gern sagen oder mit ihnen machen?*	T: *Okay. And what would you like to say or do to them?*
P: Einfach fragen: „warum?"	P: Just ask them, "why?"
T: *Können Sie das machen?*	T: *Can you do that?*
P: Warum, warum wart ihr nicht für mich da? Warum, ihr sagt, ihr seid	P: Why, why weren't you there for me? Why as you say that you're

Fallbeispiel 1 – dt. Übersetzung	**Case Example 1 – engl. Original**
meine Freunde – und dann kommt ihr mich nicht mal im Krankenhaus besuchen. Nichts.	my friends and yet you don't even come and see me in the hospital. Anything.
T: Wie antworten sie?	*T: How do they respond?*
P: Zögernd. Wissen nicht, was sie sagen sollen.	P: With hesitation. Not knowing what to say.
T: Schauen sie Ihnen in die Augen?	*T: Are they looking you in the eye?*
P: Nein.	P: No.
T: Können Sie sie dazu veranlassen?	*T: Can you make them do that?*
P: Nein, scheint so, als wollten sie das nicht.	P: No. It seems like they don't want to.
T: Ich bin sicher, dass sie das nicht wollen.	*T: I'm sure they don't.*
P: Sie haben Angst.	P: They're afraid.
T: Wie fühlen sie sich damit, dass sie Ihnen nicht einmal in die Augen schauen wollen?	*T: How does that make you feel when they won't even look you in the eye?*
P: Unwohl. Frage mich „warum?"	P: Uncomfortable. Wondering, "why?"
T: Was würden Sie in Anbetracht der Tatsache, dass sie Ihnen nicht in die Augen schauen wollen, gerne sagen oder tun?	*T: What would you like to say or do when they won't look you in the eye?*
P: Sie dazu zwingen, mir in die Augen zu schauen.	P: Make them look at me in the eye.
T: Können Sie sich bildlich vorstellen, wie Sie das machen?	*T: Can you picture yourself doing that?*
P: Ja.	P: Yes.
T: Und, was passiert jetzt?	*T: And, now what happened?*
P: Sie versuchen, wegzuschauen. Sie schaffen es einfach nicht, mir in die Augen zu sehen.	P: They try to look away. They can't, just can't look me in the eye.
T: Was möchten Sie tun oder sagen?	*T: And what would you like to say or do?*
P: Ihnen einfach sagen, dass ich dachte, sie wären meine Freunde.	P: Just tell them I thought you were my friend.
T: Wie antworten sie?	*T: How do they respond?*
P: Bin ich. Bin ich.	P: I am. I am.
T: Wie antworten Sie darauf.	*T: How do you respond to that?*
P: Nein, seid ihr nicht. Geht weg.	P: No, you're not. Go away.
T: Was machen sie?	*T: What do they do?*

Fallbeispiel 1 – dt. Übersetzung	**Case Example 1 – engl. Original**
P: Sie gehen weg, sie laufen weg.	P: They go away, they walk away.
T: Sind Sie damit zufrieden?	*T: Are you content with that?*
P: Erst mal.	P: For now.
T: Und in der Zukunft?	*T: What about in the future?*
P: Ich werde sehen müssen, was passiert.	P: I'll have to see what happens.
T: Okay. Ist Tony mit der verbrannten Hand damit auch zufrieden?	*T: Okay. Is Tony, with his hand burned, content with that?*
P: Ja.	P: Yes.
T: Okay. Haben Sie mit dem Chef geredet?	*T: Okay. Have you spoken with your supervisor?*
P: Nein.	P: No.
T: Möchten Sie das machen?	*T: Would you like to do that?*
P: Ich weiß nicht.	P: I don't know.
T: Können Sie sich ihn dort bildlich vorstellen?	*T: Can you picture him there?*
P: Ja.	P: Yes.
T: Was möchten Sie tun oder sagen?	*T: What would you like to say or do?*
P: Ich würde ihm jetzt gerne einen Schlag ins Gesicht verpassen.	P: I'd like to punch him in the mouth right now.
T: Können Sie's tun?	*T: Can you do that?*
P: Ja.	P: Yes.
T: Wie reagiert er?	*T: How does he react?*
P: Wofür war der denn?	P: What was that for?
T: Was antworten Sie?	*T: How do you respond?*
P: Dafür, dass du nicht für mich dagewesen bist. Dafür, dass du ein Möchte-gern-Freund bist. Dafür, dass du mir gar nicht geholfen hast.	P: For not being there. For being a so-called friend. For not helping me at all.
T: Wie antwortet er?	*T: How does he respond?*
P: Ich weiß nicht, was ich sagen soll.	P: I don't know what to say.
T: Schaut er Ihnen in die Augen?	*T: Is he looking you in the eyes?*
P: Nein.	P: No.
T: Würden Sie gerne, dass er es macht?	*T: Would you like him to?*
P: Ja.	P: Yeah.
T: Können Sie sich vorstellen, dass das passiert?	*T: Can you picture that happening?*
P: Ja, aber er guckt weg.	P: Yes, but he's looking away.

Fallbeispiel 1 – dt. Übersetzung	**Case Example 1 – engl. Original**
T: Was würden Sie dann gerne tun oder sagen, wenn er wegschaut?	*T: What would you like to say or do when he looks away?*
P: Ich würde ihm gerne noch eine geben. Warum? Warum?	P: I'd like to hit him again. Why? Why?
T: Wie antwortet er, als Sie ihn wieder schlagen und fragen?	*T: How does he respond when you hit him again and ask him?*
P: Er hat keine Antwort.	P: He doesn't have an answer.
T: Schaut er Ihnen schon in die Augen?	*T: Is he looking you in the eye yet?*
P: Nein.	P: No.
T: Was möchten Sie jetzt gerne machen?	*T: What would you like to do now?*
P: Ihn einfach stehen lassen.	P: Just leave him alone.
T: Wie stehen Sie zu ihm?	*T: How do you feel about him?*
P: Verärgert und wütend.	P: Displeased and anger.
T: Würden Sie ihm gerne noch etwas sagen oder noch etwas mit ihm machen?	*T: Would you like to say or do anything else to him?*
P: Nein, ich möchte einfach nicht mehr mit ihm reden.	P: No. I just don't want to talk to him anymore.
T: Und wo sind Sie jetzt?	*T: And where are you now?*
P: Ich bin wieder alleine.	P: I'm by myself again.
T: Und wo ist der Tony, der Schmerzen hat?	*T: And where is Tony who is in pain that day?*
P: Bei mir.	P: With me.
T: Okay. Sie sind also bei ihm.	*T: Okay. So, you're with him.*
P: Ja.	P: Yes.
T: Was sollte noch passieren?	*T: What else would you like to have happen?*
P: Keine Ahnung.	P: I don't know.
T: Auf der 1-10 Skala, wie geht es Ihnen?	*T: On that 1 to 10 scale, how do you feel right now?*
P: So 2.	P: About a 2.
T: Viel entspannter als Sie vorher waren.	*T: Much more relaxed than you were before.*
P: Ja.	P: Yes.
T: Haben Sie das Gefühl, dass Sie das alles besser im Griff haben?	*T: Do you feel that you're more in control of that?*
P: Ja.	P: Yes.
T: Und wie fühlen Sie sich dadurch?	*T: And how does that make you feel?*
P: Besser.	P: Better.

Fallbeispiel 1 – dt. Übersetzung	**Case Example 1 – engl. Original**
T: Wie fühlt sich der Tony mit der verbrannten Hand?	*T: How does Tony with his burned hand feel?*
P: Besser.	P: Better.
T: Gibt's noch etwas, das sie zu Tony mit der verbrannten Hand sagen möchten oder für ihn tun möchten?	*T: Is there anything else you would like to say or do for Tony with his burned hand?*
P: Ihm nur wieder versichern, dass alles gut wird.	P: Just to reassure him that everything is going be okay.
T: Können Sie es machen?	*T: Can you do that?*
P: Alles wird gut. Keine Sorge. Dir wird es wieder besser gehen. Pass nur auf dich selbst auf	P: Everything is gonna be okay. Don't worry. You're gonna be well. Just take care of yourself.
T: Wie antwortet Tony?	*T: And how does Tony respond?*
P: Okay. Ich werde es versuchen.	P: Okay. I'll try.
T: Und wie antworten Sie?	*T: And how do you respond?*
P: Ich bin froh, dass es euch beiden gut geht.	P: I'm glad that you're both alright.
T: Was geschieht nun?	*T: What is happening now?*
P: Wir umarmen uns.	P: We're embracing each other.
T: Und, was passiert jetzt?	*T: And now what's happening?*
P: Alles ist gut.	P: Everything feels good.
T: Okay. Gibt es noch etwas, das Sie heute in der Situation tun möchten?	*T: Okay. Is there anything else that you would like to do in this today?*
P: Einfach den Leuten Danke sagen, die für mich da waren.	P: Just thank the people that, that were there for me.
T: Können Sie sich vorstellen, wie sie das machen?	*T: Can you picture yourself doing that?*
P: Ja.	P: Yes.
T: Okay. Wem danken Sie?	*T: Okay. Who are you thanking?*
P: Zuerst mal möchte ich Peter danken. Dafür, dass er meine Hand gerettet hat und mir so eine zweite Chance im Leben gegeben hat.	P: First of all I'd like to thank Peter for saving my hand, and giving me another chance at life.
T: Können Sie das machen?	*T: Can you do that?*
P: Danke, Kumpel. Wenn Du nicht gewesen wärst, hätte ich jetzt keine Hand.	P: Thank you, bro. If it wasn't for you I wouldn't have a hand today.
T: Und wie reagiert Peter?	*T: And how does Peter respond?*
P: Nichts zu danken. Als Freund	P: Don't worry about it, man. It's

Fallbeispiel 1 – dt. Übersetzung	**Case Example 1 – engl. Original**
musste ich das tun.	something I felt I had to do as a friend.
T: Wie antworten Sie darauf.	*T: How do you respond to that?*
P: Ich umarme ihn.	P: I give him a hug.
T: Was passiert nun?	*T: And what's happening now?*
P: Ich will John dafür danken, dass sie für mich da war und mich im Krankenhaus besucht hat.	P: I want to thank John for being there and for coming to see me in the hospital.
T: Können Sie das machen?	*T: Can you do that?*
P: Danke, John, dass du da warst und mir gezeigt hast, dass wir Freunde sind.	P: Thank you, John, for being there and letting me know that we are friends.
T: Wie antwortet John?	*T: How does John respond to that?*
P: Hey, Mann. Ist doch wohl klar.	P: Ah, man. That ain't [isn't] nothing.
T: Wie antworten Sie auf das, was er sagt?	*T: How do you respond to him with saying that?*
P: Indem ich sie drücke, weil er so lieb ist.	P: Just by giving him a hug because of how sweet he is.
T: Was passiert weiter?	*T: Now what's happening?*
P: Ich sehe meinen Freund Rob. Rob, Mann, danke für alles. Dafür, dass Du vorbeigekommen bist und mich zum Lachen gebracht hast. Ich schüttle seine Hand.	P: I see my friend Rob. Rob, man, thanks for being around, for coming to see me and making me laugh. So I shake his hand.
T: Und, was passiert jetzt?	*T: And now what's happening?*
P: Ich sehe George.	P: I see George.
T: Mmm hmm.	*T: Mmm hmm.*
P: Ich danke ihm fürs Kommen und Dasein.	P: I thank him for coming and being around.
T: Was macht George?	*T: And how does George respond?*
P: Schüttelt meine Hand und drückt mich, sagt „würd' ich immer wieder machen". Ich sehe meinen Freund Bruce. „Was geht ab, Kumpel? Danke, dass Du da warst, Mann. Gibt mir eine Umarmung und wir schütteln uns die Hand. Das ist es.	P: Shaking my hand and giving a hug and he said anytime. I see my other friend Bruce. What's up buddy? What's up homey? Thanks for being around, man. Give me a hug and we shake hands. That's about it.
T: Sonst gibt's keinen mehr?	*T: There's no one else there?*
P: Ich kann mich an keinen weiter erinnern.	P: No one else that I can remember.

Fallbeispiel 2 – Typ II-Trauma
IRRT nach sexuellem Missbrauch

Maria (24 Jahre) wurde ab ihrem sechsten Lebensjahr bis zum Beginn ihrer Menstruation von ihrem sechs Jahre älteren Bruder sexuell missbraucht. Im Alter von acht Jahren hatte sie ihrer Mutter davon erzählt, welche ihr allerdings nicht glaubte. Ihr Bruder leugnete den Missbrauch und behauptete, dass Maria verrückt sei. In der Folge des Missbrauchs erkrankte sie an Depressionen, einer Essstörung und unternahm im Alter von 16 Jahren zwei Suizidversuche. Zum Zeitpunkt der IRRT litt sie seit zehn Jahren unter einer PTBS. Die Behandlung mittels IRRT begann mit der für Maria zu diesem Zeitpunkt schlimmsten Erinnerung. Daraufhin kam es nach nur einer Imagery-Rescripting-Sitzung zu einer vollständigen Erholung von der PTBS-Symptomatik. Die folgende IRRT-Sitzung enthält sowohl die drei Imagery-Rescripting-Phasen als auch die Nachbesprechung und weitere Festigung der Bewältigungs- und Selbstfürsorgeimaginationen.

T = Therapeut P = Patient

Fallbeispiel 2 – dt. Übersetzung

T: Ich würde Sie bitten, dass Sie die Augen schließen, wenn wir beginnen – falls Ihnen das möglich ist – und dass Sie sich dann die aktuelle Erinnerung vorstellen. Erinnern Sie die Szene genauso, wie sie abgelaufen ist. Sie werden durchleben und laut beschreiben, was mit Ihnen passiert. Sprechen Sie bitte in der Gegenwartsform, so als ob es heute passiert. Sie würden also so was sagen wie: „Er holt mich jetzt in sein Zimmer und zieht seine Hose aus." in der Gegenwartszeitform. In einem ersten Durchgang sprechen Sie bitte alles laut aus, was passiert. Dann werden wir ein zweites Mal in die Erinnerung hineingehen und diesmal werden wir das Ende verändern. Ich werde Ihnen dabei helfen. Wir nennen diesen Teil „rescripting", da wir tatsächlich das, was passiert, umformen und verändern. Sie werden die ganze

Case Example 2 – engl. Original

T: What I'd like to do with this is, perhaps when we start to have you close your eyes, if you would be open to that, and to visualize then this actual memory, this scene as you remember it happening. You will go through and just verbalize out loud what is happening to you. Talk about it in the present tense, as though it were happening today. So you would say something like, "He now is taking me into his room and he is taking down his pants." in the present tense. What we will do is we will go through it one time like that, again with you verbalizing out loud what is happening, and then we will go back to it a second time, and this time we will change the outcome, and I will help you with that. We call this part rescripting because we actually change, or rescript, then what happens. You will keep your eyes closed the whole time and stay

Fallbeispiel 2 – dt. Übersetzung

Zeit Ihre Augen geschlossen halten und in dem Bild bleiben, so weit es Ihnen möglich ist. Haben Sie dazu Fragen?

P: Nein, ich denke nicht.

T: Wenn Sie durch die Erinnerung gehen, wenn diese Bilder zurückkommen, kann es passieren, dass Sie Schmerzen fühlen, emotionale Schmerzen. Natürlich haben Sie seit damals sowieso schon eine Menge emotionale Schmerzen gespürt. Aber sie könnten durchaus intensiver werden, wenn wir in die Erinnerung hineingehen. Wenn Sie das Gefühl haben, dass die Schmerzen zu stark werden, lassen Sie es mich einfach wissen und ich werde Ihnen damit helfen. Okay?

P: Okay.

T: Oh, und noch etwas. Von Zeit zu Zeit werde ich Sie fragen, wie unwohl Sie sich fühlen; welches Level Ihr Unwohlsein auf einer Skala von 0 bis 100 erreicht hat. 0 würde bedeuten, dass Sie sich überhaupt nicht unwohl fühlen und 100 würde bedeuten, dass es Ihnen so schlecht wie nie zuvor geht. Ich werde Sie ab und zu fragen: „Wie unwohl fühlen Sie sich im Moment?" und Sie sagen mir einfach eine Zahl und dann gehen wir direkt in das Bild zurück. Wie hoch würden Sie ihr Unwohlsein in diesem Moment einschätzen?

P: Ungefähr 40.

T: Ungefähr 40. Okay. Gut, wenn Sie so weit sind, können Sie die Augen schließen und sich den Anfang der Missbrauchsszene, an

Case Example 2 – engl. Original

with the imagery as much as you can the entire time. Do you have any questions about that?

P: No, I don't think so.

T: What you might expect is that when you get into the imagery, when these images come back that there will be some pain that you will feel, some emotional pain. Of course, there has been a lot of emotional pain that you have been feeling since then any way. But it may well become more intensified as we go into the imagery. If it feels like it is too much pain for you, just let know and I will help you with that. Okay?

P: Okay.

T: Oh, and one more thing. From time to time I am going to ask you how upset you feel, what your level of discomfort is on a scale from 0-100. So 0 would indicate that you are not upset at all, and 100 would indicate that you are as upset as you have ever been. From time to time I will ask you, "What is your level of discomfort at this moment?" and you can just give me a number and then we will get right back into the imagery. What would you say that your level of discomfort is right now?

P: About 40.

T: About 40, Okay. So, when you are ready you may close your eyes and visualize the beginning of the abuse scene that we are going to

Fallbeispiel 2 – dt. Übersetzung	**Case Example 2 – engl. Original**
der wir heute arbeiten werden, vorstellen. Wenn Sie von Zeit zu Zeit die Augen öffnen möchten ist das okay. Wir bitten Sie wenn möglich die Augen zu schließen, denn dadurch scheint die Imagination realer und lebendiger zu werden. Wenn sie aber von Zeit zu Zeit das Gefühl haben sollten, dass Sie Ihre Augen öffnen müssen, dann ist das auch okay.	*work on. If you want to open your eyes from time to time that's okay. We ask you to close your eyes if you can because that seems to make the imagery more real, more vivid. But, if you feel that you need to open your eyes from time to time, that's okay too.*
P: Okay.	P: Okay.
T: Wenn Sie jetzt also die Augen geschlossen haben, können Sie damit anfangen, dass Sie sich den Anfang der Missbrauchsszene vorstellen, die wir heute bearbeiten werden. Sie können damit anfangen, laut zu erzählen, was Sie erleben, sobald Sie es vor Augen haben.	*T: So as you close your eyes, you may begin to visualize the very beginning of this abuse scene that we are going to go through today. You may begin to verbalize, out loud, what you are experiencing when that becomes clear to you.*
P: Ich spiele in meinem Zimmer mit meinen Puppen und Plüschtieren. Wir spielen ein kleines Spiel und dann höre ich ihn hoch zu seinem Zimmer kommen und dann höre ich ihn im Flur stehen und er sagt zu mir: „Hey Maria, komm her, ich will dir was zeigen." Also stehe ich auf und geh in sein Zimmer und er macht die Tür zu. „Was willst du mir denn zeigen?" Er sagt: „Ich will dir etwas zeigen, es heißt butt-humping (ungefähr: Arschbumsen, Hinterndrücken)." Also sage ich: „Was ist das?" Er sagt: „Du musst dazu deine Sachen ausziehen." Ich sage: „Ich will meine Sachen nicht vor dir ausziehen." Er sagt: „Oh, das musst du aber, um das Spiel zu spielen." Also sage ich: „Ich mache das hinter der Ankleide." Ich gehe also hinter die Ankleide, die in einer Ecke an der Wand	P: I'm playing in my room. I have my dolls and my stuffed animals with me. We are playing a little game, and then I hear him coming up to his room and then I hear him standing in the hallway, and he says to me, "Hey Maria, come here I want to show you something." So I get up and I go into his room, and he shuts the door. "So what do you want to show me?" He said, "Well, I want to show you something called butt-humping." So I say, "What's that?" He says, "Well you got to take off your clothes." I say, "I don't want to take off my clothes in front of you." He says, "Oh, you have to in order to play this game." So I say, "I'll do it behind the dresser." So I go behind the dresser that is at an angle against the wall, and I go behind because I don't want him to see me getting

Fallbeispiel 2 – dt. Übersetzung

steht. Ich gehe dahinter, weil ich nicht will, dass er sieht, wie ich mich ausziehe. Es ist mir egal, wenn er mich nackt sieht, ich will nur nicht, dass er sieht, wie ich mich ausziehe. Ich ziehe mich aus und komme raus und er hat seine Sachen auch ausgezogen. Er sagt: „Okay, du musst dich dazu hinknien." Ich mache das und er legt seine Hand um meine Hüfte. Ich kann das harte Ding an mich gepresst fühlen. Ich frage ihn, was das ist und er sagt: „Oh, das ist Mister Wiener, er will nur spielen." Kurz danach schiebt er es rein und es tut richtig, richtig weh. Ich sage ihm, dass ich das nicht mag und dass ich dieses Spiel nicht spielen will. Ich sage: „Wenn du ein Spiel spielen willst, können wir Monopoly oder Clue oder so was spielen. Oder wir können mit meinen Plüschtieren spielen." Und er sagt: „Nein, das hier ist viel besser, ich mag das. Ich will keine doofen alten Spiele mit Plüschtieren spielen." Er tut mir einfach weiter weh und ich mag das überhaupt nicht mehr. Und ich versuche wegzukommen und er hält mich weiter mit seinen Händen fest. Er ist wirklich stark und er will mich nicht hoch lassen oder irgendwas.

T: Wie hoch ist das Level Ihres Unwohlseins im/in diesem Moment?

P: 80.

T: Okay.

P: Ich sage ihm, dass ich es Vater sagen werde, wenn er nicht aufhört. Also hört er endlich auf und sagt mir, dass ich ein kleines Baby bin, dass ich eine Heulsuse

Case Example 2 – engl. Original

undressed. I don't care if he sees me naked, I just don't want him to see me getting undressed. I get undressed and I come out and he has his clothes off. He says, "Okay you've got to get on your hands and knees for this." So I do, and he puts his hands around my waist. I can feel this hard thing pressing against me. I ask him what it is and he says, "Oh, that's just Mr. Wiener, he just wants to play." Pretty soon he is putting it inside and it really, really hurts. I tell him that I don't like it and that I don't want to play that game. I say, "If you want to play a game we could play Monopoly, or Clue or something, or we could play with my stuffed animals." And he says, "No this is much better, I like this. I don't want to play any dumb old games with stuffed animals." He just keeps hurting me, and I don't like it anymore. And I keep trying to get away, and he keeps holding me with his hands. He is really strong, and he won't let me get up or anything.

T: What is your level of discomfort at this moment?

P: 80.

T: Okay.

P: I tell him that I am going to tell Dad if he doesn't stop. So finally he does and he tells me that I am a little baby, that I'm a crybaby. He says, "Do you want to play it

Fallbeispiel 2 – dt. Übersetzung	**Case Example 2 – engl. Original**
bin. Er sagt: „Willst du es noch mal spielen?“ Und ich sage: „Nein, ich mag das überhaupt nicht. Ich will das nicht spielen, es tut weh.“ Er sagt: „Mir tut es nicht weh, ich spiele es gern.“ Ich sage: „Ich will einfach nur in mein Zimmer zurück, ich will mit meinen Plüschtieren spielen.“ Er sagt: „Schon gut, verschwinde von hier, du kleine Heulsuse, du bist so ein Baby.“ Also ziehe ich meine Sachen an und gehe in mein Zimmer zurück und ich fühle etwas Nasses in meiner Unterhose. Und ich denke ich habe eingenässt, wie ich das manchmal mache und ich ziehe meinen Schlüpfer runter und da ist Blut drin. Ich denke, das ist meine Periode, denn ich habe meine älteren Schwestern schon darüber reden hören. Aber ich dachte, dass das erst kommt, wenn man eine Frau ist. Alle sagen, dass ich immer noch ein kleines Kind bin.	again?” And I say, “No, I don’t like this at all. I don’t like to play this, it hurts.” He says, “Well, it doesn’t hurt me, I like to play it.” I say, “I just want to go back to my room, I just want to play with my stuffed animals.” He says, “All right, get out of here you little crybaby, you are such a baby.” So I get my clothes on and I go back in my room, and I feel something wet in my pants. And I think I’ve wet my pants like I do sometimes, and I pull them down and there is blood in there. I think that it is my period, because I hear my older sisters talking about it. But, I thought that it didn’t happen until you’re a woman. Everybody says that I am still just a little kid yet.
T: Wie alt sind Sie jetzt?	*T: How old are you now?*
P: Ich bin 8. Ich gehe ins Bad und nehme eine richtig lange und heiße Dusche. Es tut weh, es tut noch Tage danach weh. Außerdem blute ich auch noch einige Tage.	P: I’m 8. I go into the shower, and I take a real long hot shower. It hurts, it hurts for days afterward. I bleed for a couple of days too.
T: Wenn Sie soweit sind, können wir jetzt an den Anfang der Szene zurückgehen und Sie beginnen wieder laut zu erzählen, was mit Ihnen passiert. Aber diesmal werden wir die Bilder verändern, sobald wir an einen bestimmten Punkt kommen. Und ich werde Ihnen dabei helfen. Wenn Sie soweit sind, können Sie wieder ganz an den Anfang der Szene	*T: What we can do now, if you are ready, is to go back to the beginning of the scene and begin to again verbalize out loud what is happening to you. But this time, we will change the imagery when we get to a certain point. And I will help you with that. So when you’re ready, you may go back to the very beginning of the scene and verbalize, out loud, what is*

Fallbeispiel 2 – dt. Übersetzung

zurückgehen und laut beschreiben, was passiert.

P: Ich bin in meinem Zimmer und spiele. Ich spiele mit meinen Plüschtieren. Wir spielen unser kleines ausgedachtes Spiel. Dann höre ich ihn die Treppe hochkommen. Ich höre, wie er in sein Zimmer geht. Dann kommt er raus in den Flur. Er sagt: „Hey Maria, komm her, ich will dir etwas zeigen." Ich gehe in sein Zimmer und er schließt die Tür. Er sagt: „Ich will dir was Neues zeigen, was ich gelernt habe." Er sagt: „Es heißt butt-humping." Er sagt: "Du musst dafür deine Sachen ausziehen." Ich sage: „Ich will meine Sachen nicht vor dir ausziehen." Ich gehe hinter die Ankleide um mich auszuziehen. Dann komme ich raus. Er ist nackt und ich bin nackt und er sagt, ich soll auf meine Hände und Knie gehen. Dann kniet er sich hinter mich und er legt seine Hände um meine Hüfte. Ich fühle, wie er sich an mir reibt. Ich fühle sein hartes Ding und ich sage: „Was ist das?" Er sagt: "Das ist Mister Wiener, der spielen will." Kurz danach schiebt er es rein und es tut richtig weh! Ich sage zu ihm: „Ich mag das nicht." Ich sage ihm, dass mir das weh tut und dass ich das nicht machen möchte. Dann sagt er: „Tja, mir macht es richtig Spaß." Ich sage zu ihm: „Warum spielen wir nicht ein anderes Spiel? Warum spielen wir nicht in meinem Zimmer und dann Clue oder Monopoly oder so?" Er sagt: „Ich mag diese Spiele nicht, ich mag das hier viel lieber." Er tut mir weh

Case Example 2 – engl. Original

happening.

P: I'm in my room playing. I am playing with my stuffed animals. We are playing our little imaginary game. Then I hear him come up the stairs. I hear him go into his room. Then he comes out into the hallway. He says, "Hey Maria, come here I want to show you something." I go into his room and he shuts the door. He says, "I want to show you a new thing I learned." He says, "It's called butt-humping." He says, "You've got to take off your clothes." I say, "I don't want to take off my clothes in front of you." I go behind the dresser to take them off. And then I come out. He's naked and I'm naked, and he tells me to get on my hands and knees. Then he gets on his knees behind me, and he puts his hands around my waste. I can feel him rubbing up against me. I feel this hard thing, and I say, "What is that?" He says, "That's Mr. Wiener wanting to play." Pretty soon he is putting it inside, and it really hurts! I tell him, "I don't like it." I tell him that it is hurting me and that I don't want to do it. Then he says, "Well, this is really fun for me." I tell him, "Why don't we play a different game? Why don't we play in my room and Clue or Monopoly or something?" He says, "I don't like those games, I like this one much better." He is hurting me, and he won't stop.

Fallbeispiel 2 – dt. Übersetzung	**Case Example 2 – engl. Original**
und will nicht aufhören.	
T: Können Sie sich jetzt, an diesem Punkt, vorstellen, wie Ihr erwachsenes Selbst von heute in das Zimmer kommt? Sie, die 24-jährige Maria von heute, kommen in das Zimmer, können Sie sich das vorstellen?	*T: Can you now, at this point, visualize your ADULT self today coming into the room? You, 24-year-old Maria today, coming into the room, can you get a picture of that?*
P: Ja.	P: Yeah.
T: Was passiert als Sie, die Erwachsene, das Zimmer betreten?	*T: What happens when you, the ADULT, enter the room?*
P: Ich sehe sie dort zusammen auf dem Fußboden und sie weint. Und er tut ihr weh und will sie nicht aufstehen und sich anziehen lassen.	P: I see them together there on the floor, and she's crying. And he's hurting her and won't let her get up and put her clothes on.
T: Sehen sie Sie?	*T: Do they see you?*
P: Ja, sie schauen beide zu mir hoch.	P: Yeah, they both look up at me.
T: Was würden Sie, die Erwachsene, an diesem Punkt gern machen?	*T: What would you, the ADULT, like to do at this point?*
P: (wütend) Ich will ihn von ihr herunter stoßen. Ihm sagen dass er sich verdammt noch mal von ihr fernhalten soll, sie nicht anfassen soll.	P: (angrily) I just want to push him off of her. Tell him to stay the hell away from her, to not touch her.
T: Können Sie sich vorstellen, wie Sie das machen?	*T: Can you visualize yourself doing that?*
P: Ja.	P: Yeah.
T: Sie gehen zu ihm und was machen Sie?	*T: You go up to him, and what do you do?*
P: Ich stoße ihn von ihr runter.	P: I push him off of her.
T: Und was sagen Sie zu ihm?	*T: And what do you say to him?*
P: Ich sage: "Mach dass du von ihr wegkommst, du Bastard. Hör bloß auf ihr wehzutun! Du tust ihr weh, lass sie in Ruhe!"	P: I say, "Get away from her you bastard, don't you hurt her any more! You're hurting her, leave her alone!
T: Und wie antwortet er?	*T: And how does he respond?*
P: Er sagt: "Wir haben nur gespielt. Ich habe ihr nicht wehgetan. Wir haben nichts Falsches gemacht."	P: He says, "We were just playing. I wasn't hurting her. We weren't doing anything wrong."

Fallbeispiel 2 – dt. Übersetzung	Case Example 2 – engl. Original
T: Und wie antworten Sie, die Erwachsene?	*T: And how do you, the ADULT, respond?*
P: „Sie macht nichts Falsches, aber du schon. Du machst etwas, du tust ihr weh. Lass sie in Ruhe."	P: "She isn't doing anything wrong, but you are. You are doing something, you're hurting her. You leave her alone."
T: Und wie reagiert er?	*T: And how does he respond?*
P: Er sagt: "Oh, sie ist sowieso nur ein Baby, nichts als eine Heulsuse." Dann sagt er, wir sollen verdammt noch mal aus seinem Zimmer verschwinden.	P: He says, "Oh, she's just a baby anyway, nothing but a whiner." Then he tells us to get the hell out of his room.
T: Und wie reagieren Sie, die Erwachsene?	*T: And how do you respond, you the ADULT?*
P: Ich nehme sie und zieh sie an. Ich sage ihm, dass er krank ist und dass wir gehen und nicht wiederkommen. Ich sage ihm, dass er ihr nie wieder wehtun wird.	P: I grab her and put her clothes on. I tell him that he is sick and that we are getting out and we are not coming back. I tell him that he is not going to hurt her anymore.
T: Und falls er es doch macht?	*T: And if he does?*
P: Wenn er es doch macht, bringe ich ihn um.	P: If he does, I'll kill him.
T: Können Sie ihm das direkt sagen?	*T: Can you say that to him directly?*
P: Ich bring dich um, du Hurensohn. Wenn du sie jemals wieder anfasst, werde ich dich umbringen. Aber zuerst werde ich dafür sorgen, dass alle wissen, was du bist. Du wirst ihr nie wieder nahe kommen, sonst bringe ich dich um.	P: I will kill you, you son-of-a-bitch. If you ever touch her again, I'm going to kill you. But first I'm going to make sure everybody knows what you are. You are never going to come near her again, because I will kill you.
T: Und wie reagiert er, als Sie das sagen?	*T: And how does he respond, when you say that?*
P: Er lacht einfach und sagt ich bin verrückt.	P: He just laughs and says that I am crazy.
T: Gibt es noch etwas, dass Sie ihm gern antun oder sagen würden, bevor Sie das Zimmer verlassen?	*T: Is there anything more that you would like to do to him, or say to him before you leave the room?*
P: Ich stoße ihn wieder runter und sage ihm, dass ich nicht verrückt bin, dass ich weiß, was er getan hat.	P: I push him back down again, and I tell him that I am not crazy, that I know what he did.
T: Sie stoßen Ihn zurück auf den	*T: You push him back down on the*

Fallbeispiel 2 – dt. Übersetzung

Boden?

P: Weil er versucht aufzustehen. Er versucht mich anzuschauen und mir zu sagen, dass ich verrückt und dumm bin.

T: Und als Sie ihn wieder runter stoßen, wie reagiert er?

P: Er hat jetzt Angst, weil er weiß, dass ich Bescheid weiß. Er weiß, dass ich nicht glaube, dass ich verrückt bin.

T: Er hat jetzt Angst?

P: Mhm.

T: Was sehen Sie, wenn Sie in sein Gesicht schauen?

P: Er kann mir nicht mehr in die Augen sehen.

T: Ist er immer noch am Boden?

P: Mhm.

T: Er kann Ihnen nicht mehr in die Augen schauen und er bekommt Angst vor Ihnen?

P: Mhm.

T: Warum bekommt er Angst vor Ihnen?

P: Weil er weiß, dass ich die Wahrheit kenne. Er weiß, dass ich nicht mehr länger still sein werde. Er weiß, was er gemacht hat. Er weiß, dass ich weiß, was er getan hat. Und er weiß, dass er mich dafür nicht mehr beschuldigen kann.

T: Er sitzt also auf dem Boden. Sie haben ihn gerade wieder runter gestoßen, er bekommt Angst vor Ihnen. Er kann Ihnen nicht mehr in die Augen schauen. Was passiert jetzt?

P: Ich lache ihn einfach aus. Ich lache ihn aus und ich drehe mich um und laufe direkt aus seinem

Case Example 2 – engl. Original

floor?

P: Because he is trying to stand up. He's trying to look at me and tell me that I am crazy and stupid.

T: And when you push him back down again, how does he respond?

P: He's afraid now, because he knows that I know. He knows that I don't believe that I am crazy.

T: He's now afraid?

P: Mm-hum.

T: What do you see when you look into his face?

P: He can't look me in the eyes anymore.

T: Is he still on the floor?

P: Mm-hum.

T: He can't look you in the eyes anymore, and he's starting to become afraid of you?

P: Mm-Hmm.

T: Why is he becoming afraid of you?

P: Because he knows that I know the truth. He knows that I won't keep quiet any longer. He knows what he did. He knows that I know what he did. And he knows that he can't blame me anymore for it.

T: So he's sitting on the floor. You just pushed him down again, he's now beginning to feel afraid of you. He can't look you in the eye. What is happening now?

P: I just laugh at him. I laugh at him and I turn around and walk right out of his room. I carry her out too.

Fallbeispiel 2 – dt. Übersetzung

Zimmer raus. Ich trage sie auch raus. Ich sage ihr, dass sie nicht verrückt ist und dass es nicht ihre Schuld ist.

T: Und wo bringen Sie sie hin?

P: Ich bringe sie in das Apartment, das ich jetzt habe. Das ist mein Raum.

T: Und Sie sagen ihr, dass es nicht ihre Schuld ist, dass Sie nicht verrückt ist?

P: Mmhmmmm?

T: Und wie reagiert sie, das kleine Mädchen?

P: Sie glaubt mir nicht.

T: Was sagt sie, als Sie ihr sagen, dass es nicht ihre Schuld ist?

P: Sie sagt, sie hätte nicht in sein Zimmer gehen sollen, weil sie wusste, was passieren würde, dass sie hätte "Nein" sagen sollen, dass sie stärker hätte versuchen müssen, von ihm wegzukommen.

T: Wie antworten Sie, die Erwachsene, ihr?

P: Ich sage ihr, nein, das stimmt nicht. Sie ist so winzig und klein, sie hatte keine Chance von ihm wegzukommen.

T: Können Sie ihr das direkt sagen?

P: „Du bist so jung, du wusstest nicht, was er dir antut. Du hattest keine Ahnung, dass es falsch war, was er gemacht hat. Es war nicht deine Schuld, es war nie deine Schuld. Er hat versucht, es so hinzustellen, als wäre es deine Schuld, aber das war es nicht. Du konntest überhaupt nichts machen, um wegzukommen. Es gab keinen Ort, wo du hingehen konntest, niemanden, mit dem du

Case Example 2 – engl. Original

I tell her that she isn't crazy and it isn't her fault.

T: And where do you take her?

P: I take her to the apartment that I have now. It's my space.

T: And you tell her that it's not her fault, that she is not crazy?

P: Mm-hmmm?

T: And how does she respond, the little girl.

P: She doesn't believe me.

T: What does she say when you tell her that it is not her fault?

P: She says that she shouldn't have gone into his room because she knows what's going to happen, that she should have said "No," that she should have tried harder to get away from him.

T: How do you, the ADULT, respond to her?

P: I tell her no, it's not true. She is so tiny and little, that there is no way that she could have gotten away from him.

T: Can you say that to her directly?

P: "You are so young, you didn't know what he was doing to you. You had no idea that it was wrong for him to do that. It wasn't your fault, it was never your fault. He tried to make it be your fault, but it wasn't. There was nothing that you could do to get away. There was no placed to go to, nobody to talk to about it. Nobody believed you when you tried to tell. There was nothing you could to stop

Fallbeispiel 2 – dt. Übersetzung	**Case Example 2 – engl. Original**
darüber reden konntest. Keiner hat dir geglaubt, als du versucht hast, es ihnen zu sagen. Es gab nichts, was du hättest tun können, damit er aufhört.“	him.”
T: Und wie reagiert das kleine Mädchen?	*T: And how does the little girl respond?*
P: Sie möchte es glauben, aber sie weiß nicht wie.	P: She is crying to. She wants to believe, but she doesn't know how.
T: Sie möchte Ihnen glauben, aber sie weiß nicht wie? Und sie weint?	*T: She wants to believe you, but she doesn't know how? And she's crying?*
P: Mhm.	P: Mm-hmmm.
T: Wie hoch ist Ihr Level auf der Skala des Unwohlseins im Moment?	*T: What is your level of discomfort at this moment?*
P: 100%.	P: 100%
T: Und wie reagieren Sie, die Erwachsene darauf, dass sie Ihnen gern glauben möchte, aber nicht kann? Sie weint, durch die ganze Sache fühlt sie sich schlecht. Wie antworten Sie ihr?	*T: And how do you, the ADULT, respond to her, as she is there wanting to believe you but having a hard time believing? She is crying, she is feeling upset by the whole thing. How do you respond to her?*
P: Tja, ich halte sie einfach fest. Ich sage ihr immer und immer wieder, dass es nicht ihre Schuld ist.	P: Well, I just hold on to her. I tell her over and over again that it is not her fault.
T: Können Sie ihr das noch mal direkt sagen?	*T: Can you say that to her directly again?*
P: Es ist wirklich überhaupt nicht deine Schuld. Er hat Schuld für das, was er getan hat und es ist die Schuld von Mom und Dad, dass sie dir nicht geglaubt und dich nicht beschützt haben. Ich weiß, dass du keinem trauen kannst oder dass du dich zumindest so fühlst, aber ich sage dir die Wahrheit, es ist nicht deine Schuld. Niemand darf dir einen Vorwurf machen. Du bist absolut unschuldig.	P: It really, really isn't your fault at all. It's his fault for doing that, and it's Mom and Dad's fault for not believing you and not protecting you. I know that you can't trust anybody, or you feel like you can't, but I'm telling you the truth, it's not your fault. You're not to blame in this. You're totally innocent.
T: Und wie reagiert das Kind?	*T: And how is the CHILD responding?*

Fallbeispiel 2 – dt. Übersetzung	**Case Example 2 – engl. Original**
P: Sie hält sich jetzt an mir fest und sie weint immer noch.	P: She's holding on to me now, and she is still crying.
T: Sie hält sich an ihnen fest?	*T: She's holding on to you?*
P: Uh-huh.	P: Uh-huh.
T: Sie klammert sich an Sie. Sie halten sie. Sie weint immer noch. Und wie fühlen Sie, die Erwachsene, sich in diesem Moment?	*T: She's clinging to you. You're holding her. She is still crying. And how are you, the ADULT, feeling at this moment?*
P: Ich möchte sie einfach für immer festhalten und sie vor all dem beschützen. Und ich möchte einfach zurückgehen und ihn umbringen.	P: I just want to hold her forever and protect her from all of this. And I just want to go back and kill him.
T: Sie möchten zurückgehen und ihn umbringen?	*T: You want to go back and kill him?*
P: Meinen Bruder umbringen, dafür, dass er das gemacht hat.	P: Kill my brother for doing this.
T: Es scheint, als ob es da noch eine offene Rechnunge mit Ihrem Bruder gäbe?	*T: It feels like maybe there is some unfinished business there with your brother?*
P: Nein, ich bin nur immer noch wütend auf ihn.	P: No, I'm just angry at him still.
T: Wie geht es dem kleinen Mädchen zur Zeit?	*T: How is the little girl doing right now?*
P: Ein bisschen besser. Sie klammert sich immer noch an mich, aber sie hat aufgehört zu weinen.	P: A little bit better. She's still clinging to me, but she stopped crying.
T: Wodurch fühlt sie sich ein bisschen besser?	*T: What's making her feel a little better?*
P: Weil ich sie jetzt festhalte und ihr glaube; glaube, dass es passiert ist, dass ich es gesehen habe.	P: Because I am holding her now and I'm believing her, believing that it happened, that I saw it.
T: Vorher haben Sie es nicht geglaubt?	*T: You didn't believe it before?*
P: Nein.	P: No.
T: Nicht richtig?	*T: Not completely?*
P: Nein.	P: No.
T: Aber als Sie gesehen haben, was passiert ist, mussten Sie es glauben?	*T: But when you saw what happened, you had to believe it?*
P: Ich wusste, dass das alles wahr	P: I knew that it was all true.

Fallbeispiel 2 – dt. Übersetzung	Case Example 2 – engl. Original
war.	
T: Weiß das kleine Mädchen jetzt, dass Sie Bescheid wissen?	*T: The little girl knows now that you know?*
P: Sie weiß, dass ich ihr glaube. Sie weiß, dass ich es nicht länger leugnen werde.	P: She knows that I believe her. She knows that I won't deny it any longer.
T: Können Sie ihr das direkt sagen?	*T: Can you say that to her directly?*
P: Ich glaube dir jetzt wirklich. Ich wollte es erst nicht glauben. Ich wollte nicht daran denken, dass das alles wahr sein könnte. Ich wollte glauben, dass das nur ein dummes Spiel war, dass es nichts bedeutet hat. Aber ich weiß, dass es eine Menge bedeutet hat, dass es sehr weh tat und ich glaube jetzt alles.	P: I really do believe you now. I didn't want to. I didn't want to think that it was true. I wanted to think that it was just a stupid game, that it didn't mean anything. But I know that it means a lot, that I hurt you a lot, and I believe everything now.
T: Und wie reagiert das kleine Mädchen?	*T: And how does the little girl respond?*
P: Sie fängt wieder an zu weinen, aber es ist mehr wie Erleichterung.	P: She starts to cry again, but it is more like relief.
T: Erleichterung dass...?	*T: Relief that?*
P: Dass ich akzeptiert habe, dass es wahr ist.	P: That I have accepted it, that it is true.
T: Sie musste es hören, dass Sie ihr glauben?	*T: She needed to hear that you believed her?*
P: Sie weiß, dass es sonst niemand tut.	P: She knows that nobody else does.
T: Damals hat ihr niemand geglaubt. Es klingt als wäre das ganz schön wichtig für sie gewesen, dass ihr zumindest jetzt jemand glaubt.	*T: Nobody else believed her back then. Sounds like that was pretty important to her and now at least someone is there to believe her.*
P: Ja.	P: Yeah.
T: Und jetzt weint sie also einfach aus Erleichterung, dass jetzt jemand ihre Erlebnisse bestätigt hat und ihr glaubt. Was passiert gerade zwischen Ihnen und dem Kind?	*T: And so she is crying right now, just out of relief, that someone now has validated her experience and believed her. What's happening right now with you and the CHILD?*
P: Ich sitze mit ihr in meinem Lieblingsstuhl und halte sie und wir schaukeln einfach vor und	P: I'm holding her in my favorite chair, and we are just rocking back and forth. I'm telling her that I

Fallbeispiel 2 – dt. Übersetzung	Case Example 2 – engl. Original
zurück. Ich sage ihr, dass ich ihr glaube.	do believe her.
T: Sie beruhigen Sie weiter und versichern ihr, dass Sie ihr glauben. Und wie reagiert sie?	*T: You continue to reassure her and you believe her. And how does she respond?*
P: Sie weint immer noch ein bisschen, aber sie sagt: "Ich lüge nicht."	P: She is still crying a little bit, but she says, "I'm not lying."
T: Wenn Sie in das Gesicht des kleinen Mädchens schauen, was sehen Sie?	*T: As you look into the little girl's face, what do you see?*
P: Sie hat sich geöffnet.	P: Well, she has opened up.
T: Sie hat sich geöffnet?	*T: She has opened up?*
P: Vorher sah sie so tot aus.	P: She used to look so dead before.
T: Sie sleht lebendlger aus?	*T: She look more allve?*
P: Mhm.	P: Mm-hmm.
T: Woran sieht man, dass sie lebendiger aussieht.	*T: In what way does she look more alive?*
P: Sie lässt zu, dass ich sie liebe und das ist für sie sehr wichtig.	P: She is letting me love her, and that is really important to her.
T: Hat sie vorher nicht zugelassen, dass Sie oder jemand anders sie liebt?	*T: She didn't allow you or anyone to love her before?*
P: Nein, ich konnte sehen, wie sie wieder ein bisschen Vertrauen gewinnt. Sie hat vorher noch nie jemandem vertraut.	P: No, I could see a little bit of trust coming back into her. She never trusted anybody before either.
T: Sie fängt jetzt an, Ihnen zu vertrauen?	*T: She is starting to trust you now?*
P: Mhm.	P: Mm-hmm.
T: Und in der Vergangenheit war es schwierig für sie, jemandem zu vertrauen?	*T: And that has been difficult, for her to trust anyone in the past?*
P: Es war fast unmöglich.	P: It's been almost impossible.
T: Ich vermute, dass sie so oft von so vielen Leuten verletzt wurde, dass es sehr schwer für sie gewesen ist, Gefühle des Vertrauens zu anderen Leuten zu entwickeln. Aber jetzt entwickelt sie Ihnen gegenüber ein Gefühl des Vertrauens. Und was löst das bei	*T: I guess that she has been hurt so many times, by so many people that it has been hard for her develop any trusting feelings towards other people. But now she is developing a sense of trust towards you. And how does that make you feel?*

Fallbeispiel 2 – dt. Übersetzung	**Case Example 2 – engl. Original**
Ihnen für ein Gefühl aus?	
P: Es fühlt sich richtig gut an. Es ist ein gutes Gefühl, sie nicht mehr ignorieren zu müssen. Es fühlt sich auch gut an zu wissen, dass ich ihr vertrauen kann und ihr zu glauben.	P: It feels really good. It feels good not to have to ignore her. It feels good to know I can trust her too and believe in her.
T: Es ist ein gutes Gefühl, sie nicht ignorieren zu müssen? Haben Sie das in der Vergangenheit mit ihr gemacht?	*T: It feels good not to have to ignore her? Is that what you have done in the past with her?*
P: Ich habe sie immer zur Seite geschoben, jedes Mal, wenn sie etwas gewollt oder gebraucht hat. Ich habe sie ignoriert.	P: I always put her to the side every time that she wanted or needed something. I've ignored her.
T: Was denken Sie, warum haben Sie dass in der Vergangenheit gemacht?	*T: And why do you think that you did that in the past.*
P: Ich wollte nicht wahrhaben, was passiert ist.	P: I didn't want to look at what happened.
T: Sie wollten nicht sehen, was wirklich passiert ist? Sie wollten leugnen, dass es wirklich passiert ist?	*T: You didn't want to look at what really happened? You wanted to deny that it really happened.*
P: Ich wollte sie nicht anschauen und sehen, wie verletzt sie war. Ich wollte das nicht selbst fühlen.	P: I didn't want to look at her and see how hurt she was feeling. I didn't want to feel that myself.
T: Sie wollten ihren Schmerz nicht fühlen? Musste sie das also alles allein aushalten?	*T: You didn't want to feel her pain? So she had to bear it all alone?*
P: Ja.	P: Yeah.
T: Wie fühlt sich das für Sie jetzt an, da zu sein und tatsächlich ihren Schmerz mit ihr zu teilen?	*T: How does that feel now, for you to be there and actually share her pain with her?*
P: Jetzt, wo ich sehen und fühlen kann, wie viele Schmerzen sie hatte, fühle ich mich irgendwie schrecklich, dass ich sie vorher ignoriert habe. Aber ich weiß, dass ich das jetzt schaffe. Dadurch fühlt sie sich richtig erleichtert und getröstet.	P: Now that I can see and feel how much pain she was in, in a way I feel horrible for ignoring her before. But, I know that I can do it now. It makes her feel really relieved and comforted.
T: Könnten Sie ihr das vielleicht direkt sagen?	*T: Might you be able to say that to her directly?*

Fallbeispiel 2 – dt. Übersetzung

P: Ich weiß nicht genau wie, aber ich werde dir zuhören. Und wenn es dir schlecht geht, werde ich dir damit helfen, und ich verspreche dir, dass ich dich nicht mehr ignorieren werde.

T: Wie reagiert das kleine Mädchen?

P: Sie lächelt und sagt: "Danke."

T: Was passiert zwischen Ihnen und dem kleinen Mädchen?

P: Wir reden jetzt miteinander. Ich frage sie, welche Sachen sie gern macht, was sie gern spielt und liest. Und ich möchte jetzt alles über sie wissen, wie sie ist, was sie denkt, was sie gern macht. Und sie erzählt es mir.

T: Was erzählt sie Ihnen?

P: Sie erzählt mir, dass sie Dinosaurier wirklich sehr mag und sie mag es, wenn ich Dinosauriermodelle kaufe und zusammenbaue. Sie baut sie gern zusammen. Sie mag es, wenn ich mit meinem ausgestopften Drachen schlafe, weil sie sich dann beschützt fühlt. Sie vermisst unsere Katze, die Mom und Dad immer noch haben und sie wünscht, sie wären hier bei uns. Und ich verspreche ihr, dass sie das sehr bald sein werden.

T: Das klingt so, als ob Sie und das kleine Mädchen sich gerade wirklich zueinander öffnen.

P: Ja.

T: Und, genießen Sie das?

P: Ja.

T: Und Sie lächeln jetzt. Sie öffnen sich gegenseitig.

P: Es fühlt sich richtig gut an. Wir sind beide auch immer noch ein bisschen traurig, immerhin gehört

Case Example 2 – engl. Original

P: I don't know how exactly, but I'm going to listen to you. And when you are feeling something, I'm going to help you with it, and I promise that I won't ignore you anymore.

T: How does the little girl respond?

P: She smiles and says, "Thank you."

T: What is happening between you and the little girl?

P: We are talking now. I'm asking her what kinds of things she likes to do, to play and to read. And now I just want to know everything about her, what she is like, what she thinks, what she likes to do. And she is telling me.

T: What is she telling you?

P: She's telling me that she really, really loves dinosaurs, and she likes it when I buy dinosaur models and put them together. She likes to put them together. She likes it when I sleep with my stuffed dragon, because it makes her feel protected. She misses our cat, that my Mom and Dad still have, and she wishes that they were with us. And they will be really soon, I promise.

T: It sounds like you and the little girl are really opening up to each other right now.

P: Yeah.

T: And that you are enjoying that?

P: Yeah.

T: And you're smiling now. You are opening up to each other.

P: It feels really good. We both still feel a little bit sad too, because there is much more to our opening

Fallbeispiel 2 – dt. Übersetzung	**Case Example 2 – engl. Original**
mehr als nur Dinosaurier und Eiscreme dazu, uns zu öffnen.	up than just dinosaurs and ice cream.
T: Genau. Es scheint fast wie ein neuer Anfang in eurer Beziehung?	*T: Right. It's almost like a new beginning in your relationship?*
P: Ich will nicht, dass sie das fühlt. Ich möchte einfach, dass für sie alles okay und glücklich ist und ich weiß, das ist es nicht.	P: I don't want her to feel that. I just want everything to be okay and happy for her, and I know it isn't.
T: Können Sie ihr das direkt sagen?	*T: Can you say that to her directly?*
P: Ich weiß, dass da noch viel mehr passiert ist und ich weiß, wie verletzt du durch das alles immer noch bist. Vor allem durch Mom und Dad und wie sie dich behandelt haben. Aber du kannst mit mir darüber reden und mir sagen, wie du dich fühlst. Ich werde nicht auf alles eine Antwort haben. Ich wünschte ich hätte, ich wünschte, du müsstest das nicht alles durchmachen. Ich wünschte du könntest immer glücklich sein, aber ich weiß, dass da noch viel mehr ist. Also werde ich einfach so gut ich kann für dich da sein.	P: I know that there is a lot more that happened, and I know how hurt you are still feeling with all of it, especially with Mom and Dad and the way that they treated you. But, you can talk to me about it and tell me what you are feeling. I won't have all the answers. I wish I did, I wish you didn't have to feel this. I wish you could be happy all the time, but I know that there is a lot more there. So, I'm just going to be there for you as much as I can.
T: Und wie reagiert das Kind?	*T: And how does the CHILD respond?*
P: Oh, sie fühlt sich wirklich getröstet, weil sie weiß, dass es endlich jemanden gibt, der ihr zuhören wird. Sie versucht aber auch immer noch, mich zu schützen. Sie sagt mir, dass ich ihr nicht zuhören muss, wenn ich nicht möchte. Aber ich schätze mal, dass wir da beide durchmüssen.	P: Oh, she feels really comforted to know that there is finally somebody who is going to be listening to her. She's still trying to protect me though. She's telling me that I don't have to listen if I don't want to. But I guess we both have to do this.
T: Sie sagen, dass sie versucht Sie zu schützen?	*T: She's trying to protect you, you say?*
Mhm.	Mm-hmm.
T: Wie stark ist Ihr Unwohlsein im Moment?	*T: What is your level of discomfort at this moment?*
P: Wir fühlen uns beide ungefähr bei 70.	P: We're both feeling about 70.
T: Sie sitzen da also mit dem Kind.	*T: So you are sitting there with the*

Fallbeispiel 2 – dt. Übersetzung

Sie halten sie. Sie öffnen sich beide zueinander, scheinbar auf eine Art, wie Sie das vorher noch nie gemacht haben. Sie genießen es zusammen zu sein und Sie reden darüber, wie Sie ihre Beziehung von jetzt an weiter vertiefen wollen. Weint das Kind immer noch?

P: Nein.

T: Wenn Sie in das Gesicht des Kindes schauen, was sehen Sie da?

P: Ich sehe Liebe.

T: Sie sehen Liebe?

P: Mhm. Aber ich sehe in ihren Augen auch immer noch einen Schatten von dem, was passiert ist.

T: Der Schmerz ist immer noch da, aber jetzt sehen Sie Liebe. Gibt es noch etwas, das Sie und das Kind gern miteinander tun oder einander sagen möchten, bevor wir zum Ende kommen?

P: Ich will dir nur sagen, dass ich dich auch liebe. Es tut mir leid, dass ich das vorher nie gemacht habe. Ich möchte einfach sagen, dass mir alles, was du ertragen musstest, leid tut. Aber du bist richtig stark. Ich beginne zu sehen, wie stark und mutig du bist. Du bist ein unglaubliches kleines Mädchen und wenn du es in meiner Nähe aushältst, werden wir das alles zusammen durchstehen, okay? Und ich möchte, dass du noch einmal weißt, dass es nicht deine Schuld ist und dass ich dir glaube.

T: Und wie reagiert klein Maria?

P: Sie umarmt mich ganz fest.

T: Sie gibt Ihnen eine feste

Case Example 2 – engl. Original

CHILD. You are holding her. You and she are opening up to each other, it sounds like in a way that you have never done before. You are enjoying each other, and you are also talking about how you are going to continue to relate to each other from here on out. Is the CHILD still crying?

P: No.

T: When you look into the CHILD's face, what do you see?

P: I see love.

T: You see love?

P: Mm-hmm. But I still see that shadow there of what happened in her eyes.

T: The pain is still there, but now you see love. Is there anything more that you and the CHILD would like to do with each other, or say to each other before we bring this to a close?

P: I just want to say that I love you too. I'm sorry that I never did before. I just want to say that I am sorry for everything that you have had to feel. But you are really strong. I'm beginning to see just how strong and brave you are. You are an incredible little girl, and if you can stand being near me, we are going to get through this together, okay? And I just want you to know again that it isn't your fault, and that I do believe you.

T: And how does little Maria respond?

P: She is giving me a great big hug.

T: She gives you a big hug?

Fallbeispiel 2 – dt. Übersetzung	**Case Example 2 – engl. Original**
Umarmung?	
P: Mhm. Und sie sagt, dass sie denkt, dass sie in meiner Nähe bleiben kann.	P: Mm-hmm. And she says that I think I can stand being near you now.
T: Gibt es noch etwas, das Sie und das kleine Mädchen noch miteinander machen oder einander sagen sollten, bevor wir das abschließen?	*T: Is there anything more that you and the little girl need to do or say to each other before we bring this to a close?*
P: Im Moment nicht.	P: Not right now.
T: Okay. Sie sind beide da. Sie hat Sie gerade noch mal fest gedrückt. Sie genießen die Gegenwart des anderen. Sie haben sich einander geöffnet. Es klingt so, als hätten sie eine Art Pakt miteinander darüber geschlossen, wie Sie ihre Beziehung von jetzt an fortführen möchten.	*T: Okay. So you and she are there. She just gave you another big hug. You are enjoying each others' presence. You've opened up to each other. It sounds like you've sort of make a pact with each other, about how you are going to be relating to each other from here on out.*
P: Wir haben es einander versprochen.	P: We promised each other.
T: Was haben Sie einander versprochen?	*T: You promised each other?*
P: Dass wir diesmal miteinander reden werden, dass ich sie nicht ignoriere und dass sie nicht mehr versucht, mich zu schützen. Das ist nicht ihre Aufgabe. Wir haben uns versprochen, dass wir das füreinander tun werden/würden.	P: That this time we would talk, that I wouldn't ignore her, and that she wouldn't try to protect me anymore. It's not her job. We promised that we would do that for each other.
T: Wenn Sie dann fertig sind, wenn Sie beendet haben, was Sie miteinander noch machen oder reden wollten, dann können Sie den Bildern erlauben zu verklingen. Wenn Sie soweit sind, können Sie die Augen öffnen.	*T: When you are ready then, when you have finished with what you need to say to each other, you may allow the images to fade away. When you are ready, you may open your eyes.*
**	***
P: (breites strahlendes Lächeln)	P: (big smile)
T: Das ist ein schönes Lächeln!	*T: That's a nice smile!*
P: (kichert, lacht leise)	P: (chuckles)
T: Wie geht es Ihnen?	*T: How are you doing?*
P: Gut, richtig gut!	P: Good, really good!

Fallbeispiel 2 – dt. Übersetzung	**Case Example 2 – engl. Original**
T: Wie geht es Ihnen mit dem, was Sie gerade gemacht haben?	*T: How do you feel about what you just did?*
P: Ich fühle mich wundervoll.	P: I feel wonderful
T: Tatsächlich?	*T: You do?*
P: Ja. Ich fühle mich viel besser als ich mich jetzt für viele Monate gefühlt habe.	P: Yeah. I feel much better than I have for many months now.
T: Es klang so, als sei etwas wichtiges passiert. Was denken Sie, ist passiert?	*T: It sounded like something important was happening. What do you think was happening?*
P: Ich habe mir endlich erlaubt, alles zu glauben, was passiert ist, statt das zu glauben, was die anderen alle denken, was in meiner Familie passiert ist. Mein Vater denkt, dass ich gelogen habe. Meine Mutter glaubt nicht, dass überhaupt etwas passiert ist und mein Bruder denkt hauptsächlich, dass ich verrückt bin. Ich habe das alles ehrlich durchdacht und gesagt: „Gut, okay, vielleicht sind einige dieser Dinge passiert, aber bezüglich der anderen lügst du und alles in allem bist du durch all das einfach verrückt geworden."	P: I finally allowed myself to believe fully what happened instead of believing what everybody else thinks happened in my family. My father thinks that I lied about it. My mother doesn't believe that it happened at all, and my brother essentially thinks that I am insane. I have really honestly combined all of that and said, "Well, okay, maybe some of it happened, but you are lying about the others, and you are just crazy all around because of it."
T: Würden Sie sagen, dass Ihr Bruder überzeugt davon ist, dass Sie verrückt sind oder versucht er nur, Sie davon zu überzeugen, dass Sie verrückt seien?	*T: Would you say that your brother is convinced you're insane, or he's trying to convince you that you are insane?*
P: Ehrlich gesagt glaube ich beides. Ich denke, dass er verzweifelt versucht, sich selbst davon zu überzeugen, dass ich verrückt bin.	P: I think both actually. I think he is desperately trying to convince himself that I am crazy.
T: Dass das alles nicht passiert ist?	*T: That it didn't happen?*
P: Ja.	P: Yeah.
T: Und was ist hier, in der Imagination heute passiert, das Ihr Denken darüber verändert hat?	*T: And what happened here in the imagery today that changed your thinking about that?*
P: Ich bin hineingegangen und habe es gesehen, ohne, dass ich dort gesessen und gesagt habe:	P: I walked in and I saw it without, without sitting there and saying, "Okay, you must be making this

Fallbeispiel 2 – dt. Übersetzung

„Okay, du musst das erfunden haben,“ oder: „Du versuchst dich mit dem abzufinden, was er sagt,“ oder: „Du weißt, dass das nicht wirklich passiert ist,“ oder: „Es hat nicht wirklich weh getan.“

T: Als Sie, die Erwachsene, die Szene betreten und gesehen haben, was passiert ist, konnten Sie nicht mehr leugnen, dass es wirklich passiert ist, als Sie ihn bei der Tat gesehen haben.

P: Es war sehr stark. Irgendwie war es wie ein Schlag, dieses „Ja, das ist passiert.“

T: Interessant. Heißt das, dass ein Teil von dem, was Sie am Weiterkommen gehindert hat, war, dass ein Teil von Ihnen leugnen wollte, dass es überhaupt tatsächlich passiert ist?

P: Mein eigener Unglaube.

T: Ihr eigener Unglaube. Damit haben Sie in gewissem Sinne das Kind genauso entwertet, stimmt das?

P: Ich hatte immer die Bilder von dem, was passiert ist, in meinem Kopf. Aber bis jetzt habe ich es nie geglaubt, geschweige denn, dass ich mir die Gefühle oder Empfindungen, die damit einhergingen, erlaubt hätte. Ich wollte die Erinnerung, dass es weh tat, als er mich missbraucht hat, nicht zulassen.

T: Als Sie das durchlebt haben, haben Sie einen Teil des Schmerzes wirklich gefühlt, stimmt das?

P: Ich habe es sehr gespürt.

T: Haben Sie sich vorher dem Schmerz gegenüber sozusagen gefühllos gemacht? Wurde es dadurch, dass Sie den Schmerz

Case Example 2 – engl. Original

up,” or “You are trying to go along with what he is saying,” or “You know this didn’t really happen,” or “It didn’t really hurt.”

T: So when you, the ADULT, came into the scene and saw what was happening, that was hard to deny anymore, that it was really happening when you saw him in the act?

P: It had a lot of power. In a way it was like a slap that, “Yes, this did happen.”

T: Interesting. So are you saying that part of what was keeping you stuck was a part of you wanting to deny that it actually happened?

P: My own disbelief.

T: Your own disbelief. And then, in a sense, you were invalidating the CHILD as well, weren’t you?

P: I had always had the pictures in my head of what happened. But I never believed, or allowed myself to feel, the emotions or the sensations that went with it, until now. I wouldn’t let myself remember that it hurt when he abused me.

T: You really felt some of that pain when we went through that, didn’t you?

P: I felt a lot it.

T: You had sort of numbed yourself to that pain before? So was feeling that pain something that made it more real for you, that pain could

Fallbeispiel 2 – dt. Übersetzung	Case Example 2 – engl. Original
gespürt haben, realer für Sie? Dieser Schmerz kann nicht bloß in ihrer Vorstellung sein, meinen Sie?	*not be just in your imagination, you say?*
P: Nein, ganz sicher nicht. Ich meine, als ich es gesehen habe, habe ich es hier gefühlt (zeigt auf etwas). Ich wusste es war real.	P: No, definitely not. I mean, as I was seeing it I was feeling it here (points). I know it was real.
T: Wie wird das nun beeinflussen, was Sie von jetzt an tun werden? Wie werden sich diese neuen Erkenntnisse in ihrem täglichen Leben auswirken?	*T: So how will this then affect what you do from here on out? How will this affect your daily existence, having come to terms with some of these realizations?*
P: Tja, ich werde auf alle Fälle das, was passiert ist, nicht mehr herunterspielen, nicht nur das, was mit meinem Bruder passiert ist, sondern auch das Verlassensein durch meine Eltern und ihre Gleichgültigkeit. Ich habe ihn und sie immer entschuldigt, wie: „Tja, er hat eben nicht gewusst, was er gemacht hat, vielleicht hat er das von jemand anderem gelernt.“ Und Entschuldigungen für sie, wie: „Naja, sie wussten eben nicht, wie sie gute Eltern sein konnten, das rechtfertigt es.“	P: Well, I'm definitely not going to minimize anymore what happened, not only with my brother, but with my parents' abandonment and neglect. I always made excuses for him and for them, excuses like, "Well, he didn't know what he was doing, maybe he learned it from somebody else." And excuses for them like, "Well, they just don't know how to be good parents, so that makes it okay."
T: Was ist mit dem Ärger, der Wut, die Sie gegenüber Ihrem Bruder fühlen? Was passiert damit?	*T: What about the anger, the anger that you feel towards your brother? What happens to that?*
P: Ich bin immer noch wütend auf ihn, aber ich bin nicht länger auf mich selbst wütend. Ich weigere mich, die Wut weiter auf mich zu richten. Ich weiß, wo sie hingehört und ich werde nicht mehr mit ihm zusammen so tun, als ob alles okay wäre.	P: I'm still angry with him, but I'm not angry at myself any longer. I refuse to turn that anger inward anymore. I know where it belongs, and I'm not going to pretend with him that everything is okay.
T: Meinen Sie, dass vor allem daher Ihre Depression kam, dass viel davon Ärger war, den Sie auf sich selbst gerichtet haben?	*T: Do you think that, that is what a lot of your depression was about, a lot of that was anger turned on yourself?*
P: Ja, das glaube ich tatsächlich.	P: Yeah, I really to think that.

Fallbeispiel 2 – dt. Übersetzung	**Case Example 2 – engl. Original**
T: Noch irgendwelche Gedanken, Gefühle zu dem, was Sie heute hier gemacht haben?	*T: Any other thoughts, feelings about what you did here today?*
P: Ich bin sehr froh, dass ich mich dem kleinen Mädchen gegenüber geöffnet habe und ich bin einfach froh, dass ich es nicht mehr verleugne. Andere Leute können das machen, das ist deren Problem und nicht mehr meins..	P: I'm really glad that I opened up to her, to the little girl, and just that I am glad that I am not in denial anymore. Other people can be, but that's their problem, that's not mine anymore.
T: Was halten Sie davon die Kassette mitzunehmen und sie einmal am Tag anzuhören, wenn das möglich ist, einfach um die Bilder am Leben zu erhalten, vor allem den Teil, den Sie verändert haben? Wie fühlen Sie sich, wenn Sie das als Aufgabe machen und das dann mit Christine[1] (ihre Therapeutin, die im Raum anwesend ist) durchgehen? Ist das okay?	*T: How would you feel about taking the audiotape with you and listening to that once a day, if you get a chance, just to keep these images alive, especially the part that you have rescripted? How would you feel about doing that as an assignment, and then checking in with Christine (her therapist who is present in the room) about that? Is that okay?*
P: Ich würde das machen, ja.	P: I would do that, yeah.
T: Unsere Erfahrungen zeigen, dass es sehr hilfreich dafür sein kann, die Gewinne, die Sie heute hier gemacht haben, zu festigen, dadurch dass Sie die Kassette, wenn Sie können, täglich anhören, vielleicht sogar mehrere Wochen lang?	*T: We actually find that that can be very helpful in helping to solidify the gains that you feel that you made here today, by listening to the tape on a daily basis, if you can, for a couple of weeks maybe?*
P: Okay.	P: Okay.
T: Noch mal: das waren sehr schöne Bilder, die Sie entworfen haben, vor allem die mit Ihnen, der Erwachsenen, und dem kleinen Mädchen. Und ich hatte das Gefühl, dass das ganz neue Bilder waren.	*T: Again those were very nice images that you created, especially between you, the ADULT, and the little girl. And I had the sense that they were very new images.*
P: Ja.	P: Yeah.
T: Sie haben viel gelächelt, als Sie da durchgegangen sind. Diesen Teil können Sie mit Chrisine	*T: You were smiling a lot when you were going through that. Well, that part you can work out with Christine*

[1] Christine ist die Psychotherapeutin, die Maria zur IRRT überwiesen hatte.

Fallbeispiel 2 – dt. Übersetzung

bearbeiten und ihr darüber vielleicht mehr berichten. Sie können mich gern auch jederzeit anrufen, wenn Sie Fragen zum Anhören der Kassette haben. Oder wenn irgendetwas anderes hochkommt, können Sie mich gern ebenfalls anrufen.

P: Okay, das mache ich gern.

Case Example 2 – engl. Original

and perhaps report to her on that as well. You can certainly call me at any time also if you have questions about listening to the tape. Or if anything else comes up, you'd be welcome to give me a call as well.

P: Okay, I would like that.

Anhang B Symptomspezifische diagnostische Verfahren

Im Folgenden sind zwei Verfahren für die Diagnostik der PTBS aufgeführt: Zum einen der Bewertungsalgorithmus für PTBS von Smucker, Grunert und Weis (2004), der in Form eines kurzen Interviews die wichtigsten Merkmale des Traumas bzw. der Traumata erfragt sowie die Impact of Event Scale (IES-R) in der deutschen Version von Maercker und Schützwohl (1998), welche als Screening-Verfahren für die posttraumatischen Symptome und im Rahmen von Verlaufskontrollen eingesetzt werden kann.

Bewertungsalgorithmus für PTBS

Impact of Event Scale (IES-R)

Bewertungsalgorithmus für PTBS[2]

Name des Patienten: ______________________________ Datum: ___________

1. Art des Traumas/der Traumata

Bitte beschreiben Sie kurz das Trauma/die Traumata (z. B. körperlicher oder sexueller Angriff, Kampf, Arbeitsunfall, Verkehrsunfall, Naturkatastrophe).

2. Alter zum Zeitpunkt des Traumas/der Traumata

Wie alt waren Sie, als das Trauma geschah?

3. Anzahl und Dauer des Traumas/der Traumata

Wie oft geschah es? Wie lange dauerte dieses Trauma an (Minuten/Monate/Jahre)?

4. Merkmale des Traumas/der Traumata

- ☐ Typ I – einmalige Begebenheit
- ☐ Typ I – multiple Traumata vom Typ I
- ☐ Typ II – verlängertes Trauma
- ☐ Typ II – wiederholte Traumata durch denselben/dieselben Täter

5. Täter bzw. Verursachung des Traumas/der Traumata

- ☐ Menschlich – absichtlich
- ☐ Menschlich – unabsichtlich
- ☐ Nicht – menschlich
- ☐ Kein Täter

6. Opfer-Täter-Beziehung (falls zutreffend)

Wie war/ist Ihre Beziehung zu dem Täter? Wie groß ist der Altersunterschied zwischen Ihnen und dem Täter? Welcher Art ist die Beziehung zu dem Täter augenblicklich?

Impact of Event Scale (IES-R)

Die Itemwerte werden wie folgt bewertet:

überhaupt nicht	= 0
selten	= 1
manchmal	= 3
oft	= 5

Subskalen	Item-Nr.	Itemwert	Subskalenwert*
Intrusion	1.		
	3.		
	6.		
	9.		
	14.		
	16.		
	20.		
Vermeidung	5.		
	7.		
	8.		
	11.		
	12.		
	13.		
	17.		
	22.		
Hyperarousal	2.		
	4.		
	10.		
	15.		
	18.		
	19.		
	21.		

* Die Subskalenwerte entstehen durch Addition der Itemwerte der entsprechenden Subskala.

→ **Verdachtsdiagnose auf PTBS:** Nach der Formel:

X = (-0,02 x Intrusion) + (0,07 x Vermeidung) + (0,15 x Übererregung) - 4,36

Wenn X > 0 → Verdachtsdiagnose auf PTBS

→ **Weitere Hinweise:**

Die IES-R kann als Screening-Verfahren auf eine PTBS und im Rahmen von Verlaufskontrollen bei Traumabehandlungen eingesetzt werden. Anhand des Cutoff-Wertes kann überprüft werden, ob der Verdacht auf eine voll ausgeprägte PTBS besteht. In diesem Fall sollte eine weitere differentialdiagnostische Abklärung erfolgen. Der Fragebogen sowie eine Testbeschreibung und die Auswertungsanweisungen können auch auf den Webseiten des Testautors heruntergeladen werden.

Impact of Event Scale (IES-R)[4]

Denken Sie bitte an den Vorfall: ____________________________________ (bitte eintragen). Geben Sie im Folgenden an, wie Sie *in der vergangenen Woche* zu diesem Ereignis gestanden haben, indem Sie für jede der folgenden Reaktionen ankreuzen, wie häufig diese bei Ihnen aufgetreten ist.

		überhaupt nicht	**selten**	**manchmal**	**oft**
1.	Immer, wenn ich an das Ereignis erinnert wurde, kehrten die Gefühle wieder.				
2.	Ich hatte Schwierigkeiten, nachts durchzuschlafen.				
3.	Andere Dinge erinnerten mich immer wieder daran.				
4.	Ich fühlte mich reizbar und ärgerlich.				
5.	Ich versuchte, mich nicht aufzuregen, wenn ich daran dachte oder daran erinnert wurde.				
6.	Auch ohne es zu beabsichtigen, musste ich daran denken.				
7.	Es kam mir so vor, als ob es gar nicht geschehen wäre oder irgendwie unwirklich war.				
8.	Ich versuchte, Erinnerungen daran aus dem Weg zu gehen.				
9.	Bilder, die mit dem Ereignis zu tun hatten, kamen mir plötzlich in den Sinn.				
10.	Ich war leicht reizbar und schreckhaft.				
11.	Ich versuchte, nicht daran zu denken.				
12.	Ich merkte zwar, dass meine Gefühle durch das Ereignis noch sehr aufgewühlt waren, aber ich beschäftigte mich nicht mit ihnen.				
13.	Die Gefühle, die das Ereignis in mir auslöste, waren ein bisschen wie abgestumpft.				

---

[4] dt. Version von Maercker & Schützwohl (1998)

		über-haupt nicht	selten	manch-mal	oft
14.	Ich stellte fest, dass ich handelte oder fühlte, als ob ich in die Zeit (des Ereignisses) zurückversetzt sei.				
15.	Ich konnte nicht einschlafen.				
16.	Es kam vor, dass die Gefühle, die mit dem Ereignis zusammenhingen, plötzlich für kurze Zeit viel heftiger wurden.				
17.	Ich versuchte, es (das Ereignis) aus meiner Erinnerung zu streichen.				
18.	Es fiel mir schwer, mich zu konzentrieren.				
19.	Die Erinnerungen daran lösten bei mir körperliche Reaktionen aus, wie Schwitzen, Atemnot, Schwindel oder Herzklopfen.				
20.	Ich träumte davon.				
21.	Ich empfand mich selber als sehr vorsichtig, aufmerksam oder hellhörig.				
22.	Ich versuchte, nicht darüber zu sprechen.				

Anhang C IRRT-spezifische Dokumentations- und Evaluationsbögen

Die abgebildeten Dokumentations- und Evaluationsbögen können während der IRRT zur Diagnostik und Verlaufskontrolle eingesetzt werden. Der Therapeut und der Patient erhalten damit eine Rückmeldung über die Therapiefortschritte, was auf die Compliance des Patienten unterstützend wirken kann und dem Therapeuten eine Möglichkeit gibt, die Wirksamkeit der angewandten Interventionen zu kontrollieren.

Post-Imagery-Questionnaire (PIQ)

Flashbackprotokoll

Hausaufgabenprotokoll

Post-Imagery-Questionnaire (PIQ)

Beschreibung

Der von Smucker entwickelte Post-Imagery-Questionnaire (PIQ; Smucker, 1999) dient der sofortigen Rückmeldung des Patienten über die eben abgelaufene Imaginationssitzung. Er kann direkt im Anschluss an die Imaginationsphase durchgeführt werden. Der PIQ existiert in zwei Ausführungen – PIQ-A und PIQ-B – die nur in einzelnen Fragen voneinander abweichen. In den Sitzungen 1 bis 5, welche die imaginative Exposition des Traumaerlebnisses und den Aufbau von Bewältigungs- und Selbstfürsorgebildern beinhalten, wird der PIQ-A, in den Sitzungen 6 bis 10 sowie den Nachkontrollsitzungen, d. h. in allen Sitzungen, die die Interaktion zwischen dem überlebenden Selbst und dem traumatisierten Selbst im Mittelpunkt haben, wird der PIQ-B verwendet.

Mittels des PIQ-A erfolgt eine fortlaufende Einschätzung der Veränderung und Verschiebung der kognitiven Schemata des Patienten. Die Veränderung von maladaptiven, traumagenerierten Kognitionen zu besser angepassten und realistischeren Überzeugungen kann für folgende Punkte erfasst werden:

1) Veränderung des Ohnmachtgefühls hin zu einem Gefühl von Stärke und Einfluss auf das traumatische Geschehen und darüber hinaus;
2) weg von Hass und Ärger auf die eigene Person hin zum Ärger gegen die Situation/Umstände und zunehmende Wahrnehmung des eigenen geleisteten Beitrags zur Lösung bzw. Veränderung des traumatischen Geschehens;
3) weg von Selbstvorwürfen hin zu einer realistischen Einschätzung der eigenen/ fremden Schuld am traumatischen Geschehen;
4) weg von Selbsthass hin zu Selbstakzeptanz;
5) Ausbau der Fähigkeit zur Wahrnehmung und Befriedigung der eigenen Grundbedürfnisse sowie Stärkung der Fähigkeit, Hilfe anzunehmen.

Sobald der Patient sich dem traumatischen Geschehen nicht länger hilflos und ohnmächtig ausgeliefert fühlt, kann der Fokus des Imagery Rescripting auf die Konfrontation mit den negativen Selbstschemata gerichtet werden. Das geschieht in der Behandlungsphase zwei mit Hilfe der imaginierten Interaktionen zwischen dem überlebenden und dem traumatisierten Selbst. Der PIQ-B kann für die Einschätzung der Schemaveränderungen in folgenden Bereichen eingesetzt werden:

1) weg von Selbsthass, Selbstanklage und Wut, die gegen das Selbst gerichtet ist, hin zu Selbstannahme und Akzeptanz;
2) Veränderung des Gefühls, nicht vertrauenswürdig zu sein und der Unsicherheit über sich selbst hin zu einem Gefühl der Selbstsicherheit und der eigenen Vertrauenswürdigkeit;
3) weg von dem Gefühl der Verlassenheit und der „Unverbundenheit", hin zu einem Gefühl von „Verbundenheit" mit sich selbst;
4) Integration der gespalteten Persönlichkeitsanteile des früheren, traumatisierten Selbst und des aktuellen überlebenden Selbst.

Durchführung

Der PIQ wird direkt im Anschluss an die Imagery-Rescripting-Phase durchgeführt. Der Therapeut führt den Fragebogen z. B. folgendermaßen ein:

> *„Ich würde Ihnen gern einige Fragen zur heutigen Imagination stellen. Ich werde Sie bitten, Ihre Antwort zu jeder Frage auf einer Skala von 0-100 einzuschätzen. Möchten Sie noch einen Moment Zeit haben, um sich darauf einzustellen?"*

Wenn der Patient bereit ist, mit der Bearbeitung des PIQ zu beginnen, liest der Therapeut eine Frage nach der anderen laut vor. Er beginnt mit Frage A:

> *„Auf einer Skala von 0-100: Wie lebhaft und klar haben Sie die Bilder in der heutigen Sitzung erlebt? Null bedeutet, dass Sie überhaupt keine Bilder entwickeln konnten und einhundert, dass Ihre Imagination ganz besonders lebhaft und klar ausgeprägt war."*

Der Therapeut notiert die Antwort des Patienten in der Wertungsspalte „Einschätzung des Patienten" und fährt mit den Fragen B, 1, 2 usw. fort, bis sämtliche Fragen einer Einschätzung unterzogen sind.

Auswertung

Der reale Punktwert der Fragen ohne Kennzeichnung entspricht der Zahl, die vom Patienten genannt wurde. Mit Stern gekennzeichnete Fragen sind Reziprokfragen, deren Punkte erst noch in vergleichbare Werte umgerechnet werden müssen. Dazu dient die Formel:

Realer Punktwert = 100 – Einschätzung des Patienten

Der PIQ-Gesamtwert errechnet sich jeweils als Summe aller realen Punktwerte der Fragen 1-10. Die Wertungen der Fragen A und B werden nicht mit in den PIQ-Gesamtwert einbezogen. Somit variiert die totale Punktzahl von 0-1000.

Interpretation

Je höher der PIQ-Gesamtwert, desto größer ist das Ausmaß an traumabezogenen dysfunktionalen Kognitionen und affektivem Distress. Im Laufe der Behandlung sollte eine signifikante Abnahme des PIQ-Gesamtwertes feststellbar sein. Je niedriger die realen Punktwerte bei den Fragen A und B sind, desto wirkungsvoller scheint die Imaginationssitzung zu sein. Extrem lebhafte Imaginationen ohne Dissoziation während der Sitzung erzielen das beste Resultat.

Post-Imagery-Questionnaire A (PIQ-A) zur Anwendung bei Typ-I-Trauma

Name des Patienten: ______________________________ Datum: ___________

Bitten Sie den Patienten nach jeder Imagination von Bewältigungsbildern die folgenden Aussagen in Bezug auf diese Bewältigungsbilder auf einer Skala von 0 bis 100 einzuschätzen:

	Einschätzung des Patienten	Realer Punktwert
A_ Wie *lebhaft und klar* haben Sie die Bilder in der heutigen Sitzung erlebt? 0 = konnte überhaupt keine Bilder entwickeln 100 = Bilder waren äußerst lebhaft und klar	☐	☐
B_ Wie stark haben Sie sich während der Imagination von Ihren Gefühlen distanziert bzw. sind Sie dissoziiert? 0 = überhaupt nicht 100 = so stark, dass ich gar nicht in der Imagination bleiben konnte	☐	☐

	Einschätzung des Patienten	Realer Punktwert
1. Wie groß war Ihre Angst in die Situation einzugreifen? 0 = gar keine Angst 100 = unbeschreibliche Angst (so große Angst, wie noch nie zuvor)	☐	☐
2.* Wie viel Wut haben Sie in der Situation empfunden? 0 = überhaupt keine Wut 100 = extreme Wut (so wütend, wie noch nie zuvor)	☐	☐
3. Wie ohnmächtig fühlten Sie sich, als Sie in die Situation eingreifen wollten? 0 = fühlte mich stark 100 = fühlte mich extrem hilflos und ohnmächtig	☐	☐
4. Wie schwierig war es für Sie in der Situation, dem traumatisierten Selbst Hilfe zu geben? 0 = überhaupt nicht schwierig (konnte ohne jegliche Schwierigkeiten helfen) 100 = extrem schwierig (unfähig, selbst Hilfe zu geben)	☐	☐

	Einschät zung des Pa- tienten	Realer Punkt- wert
5.* Wie stark haben Sie gefühlt, dass die Schuld an der Situation *nicht* bei Ihnen lag? 0 = konnte mir nicht vorstellen, dass die Schuld nicht bei mir lag 100 = war überzeugt davon, dass die Schuld nicht bei mir lag		
6. Wie stark haben Sie gefühlt, *selbst* schuld an der Situation zu sein? 0 = fühlte, dass ich keine Schuld an der Situation hatte 100 = war überzeugt, dass ich allein verantwortlich für die Situation war		
7. Wie viel Wut haben Sie in der Situation sich selbst gegenüber verspürt? 0 = überhaupt keine Wut 100 = extreme Wut (wie ich sie noch nie zuvor gegenüber jemandem verspürt habe)		
8.* Wie schwierig war es für Sie, sich selbst zu unterstützen? 0 = war überhaupt nicht in der Lage, mich selbst zu unterstützen 100 = konnte mich ohne Probleme selbst unterstützen		
9.* Wie gut konnten Sie in der Situation Hilfe von außen annehmen? 0 = konnte überhaupt keine Hilfe annehmen 100 = konnte ohne Schwierigkeiten Hilfe annehmen		
10.* Wie sicher fühlten Sie sich durch die Hilfe, die Sie von außen empfangen haben? 0 = fühlte mich überhaupt nicht sicher 100 = fühlte mich ganz sicher		

PIQ-A-Gesamtwert (ohne Fragen A und B): __________

Post-Imagery-Questionnaire B (PIQ-B) zur Anwendung bei Typ-I-Trauma

Name des Patienten: _______________________________ Datum: _____________

Bitten Sie den Patienten nach jeder Imagination der Interaktion zwischen dem überlebenden aktuellen Selbst und dem traumatisierten früheren Selbst die folgenden Aussagen auf einer Skala von 0 bis 100 einzuschätzen:

	Einschätzung des Patienten	**Realer Punktwert**
A_ Wie *lebhaft und klar* haben Sie die Bilder in der heutigen Sitzung erlebt? 0 = konnte überhaupt keine Bilder entwickeln 100 = Bilder waren äußerst lebhaft und klar		
B_ Wie stark haben Sie sich während der Imagination von Ihren Gefühlen distanziert bzw. sind Sie dissoziiert? 0 = überhaupt nicht 100 = so stark, dass ich gar nicht in der Imagination bleiben konnte		

	Einschätzung des Patienten	**Realer Punktwert**
1.* Wie nahe (bezogen auf die räumliche Distanz) standen Sie sich zu Beginn der Imagination? 0 = weit weg 100 = sehr nahe		
2. Wie verlassen fühlten Sie sich am Anfang der Imaginationssitzung? 0 = fühlte mich überhaupt nicht verlassen 100 = fühlte mich total allein gelassen		
3. Wie schwierig war es für Sie, sich dem traumatisierten Selbst körperlich zu nähern? 0 = konnte mich ihm ohne Schwierigkeiten nähern 100 = war unfähig, mich ihm zu nähern		
4.* Wie verbunden fühlten Sie sich am Ende der Imaginationssitzung mit dem traumatisierten Selbst? 0 = fühlte mich mit ihm überhaupt nicht verbunden 100 = fühlte mich mit ihm sehr eng verbunden		

	Einschätzung des Patienten	Realer Punktwert
5. Wie verlassen fühlten Sie sich am Ende der Imaginationssitzung? 0 = fühlte mich überhaupt nicht verlassen 100 = fühlte mich total allein gelassen		
6. Wie stark haben Sie gefühlt, *selbst* schuld an der Situation zu sein? 0 = fühlte, dass ich keine Schuld an der Situation hatte 100 = war überzeugt, dass ich allein verantwortlich für die Situation war		
7. Wie viel Wut haben Sie in der Situation sich selbst gegenüber verspürt? 0 = überhaupt keine Wut 100 = extreme Wut (wie ich sie noch nie zuvor gegenüber jemandem verspürt habe)		
8. Wie schwierig war es für Sie, sich selbst zu unterstützen? 0 = konnte mich ohne Probleme selbst unterstützen 100 = war überhaupt nicht in der Lage, mich selbst zu unterstützen		
9.* Wie gut konnten Sie in der Situation Hilfe von außen bzw. von dem überlebenden Selbst annehmen? 0 = konnte überhaupt keine Hilfe annehmen 100 = konnte ohne Schwierigkeiten Hilfe annehmen		
10.* Wie sicher fühlten Sie sich am Ende der Imaginationssitzung durch die Hilfe, die Sie von außen empfangen haben? 0 = fühlte mich überhaupt nicht sicher 100 = fühlte mich ganz sicher		

PIQ-B-Gesamtwert (ohne Fragen A und B): ____________

Flashbackprotokoll

Name des Patienten: ______________________________ Datum: ___________

Imagery-Rescripting-Sitzung: ____

(vor der IRRT-Behandlung, Imagery-Rescripting-Sitzung Nr. ..., im Anschluss an die IRRT, Ein-Monats-Nachkontrolle, Drei-Monats-Nachkontrolle, nach Behandlungsabschluss)

Nr.	Beschreibung des Flashbacks	Dauer	Häufigkeit pro Tag	SUD Maximum

Nr.	Beschreibung des Flashbacks	Dauer	Häufigkeit pro Tag	SUD Maximum

Hausaufgabenprotokoll

Name des Patienten: ____

Name des Therapeuten: ____

Hausaufgabe 1

Hören Sie sich täglich die Aufnahme der gesamten Imaginations- und Reskriptionsphase der letzten Sitzung an und füllen Sie die untenstehende Tabelle aus. Tragen Sie die Nummer der Imaginationssitzung ein, von welcher die Aufnahme stammt und das Datum, an dem Sie diese anhören. Protokollieren Sie den Grad der emotionalen Belastung (SUD-Level) zu Beginn und Ende sowie den Maximalwert, der auftritt, während Sie die Aufnahme anhören. Notieren Sie außerdem Besonderheiten, Schwierigkeiten u. ä., die bei der Durchführung der Hausaufgabe aufgetreten sind.

SUD-Level: 100 Punkte = fühle mich sehr unwohl und durcheinander, bin emotional so aufgewühlt, wie noch nie; 0 Punkte = spüre überhaupt kein Unwohlsein.

Nr. der Sitzung	Datum/Zeit	SUD Beginn	SUD Maximum	SUD Ende	Bemerkungen

Hausaufgabe 2

Dokumentieren Sie Ihre Bemühungen zur Selbstberuhigung und Selbststabilisierung. Tragen Sie in die Tabelle das Datum, die Situation, in der Sie die Stabilisierungstechnik angewandt haben, die Gedanken und Gefühle, welche Ihre Bemühungen begleitet haben und Ihr SDU-Level am Anfang und Ende Ihrer Bemühungen ein.

Datum/ Zeit	auslösende Situation	angewandte Stabilisierungstechnik	SUD Beginn	SUD Ende	Gedanken/Gefühle/Erfolg der Bemühungen